常用中草药
彩色图谱

主　编　柳红芳　汪　霞
编　委　王　倩　杨雪莲
　　　　吴淑馨　刘　卓
　　　　王克林　胡济源
　　　　徐　婧　谢惠迪

辽宁科学技术出版社
LIAONING SCIENCE AND TECHNOLOGY PUBLISHING HOUSE

图书在版编目（CIP）数据

常用中草药彩色图谱／柳红芳，汪霞主编. —— 沈阳：辽宁
科学技术出版社，2016.12
ISBN 978-7-5381-9991-8

Ⅰ.①常… Ⅱ.①柳… ②汪… Ⅲ.①中草药—图谱
Ⅳ.①R282-64

中国版本图书馆CIP数据核字（2016）第 256160 号

常用中草药彩色图谱

版权所有　侵权必究

出版发行：辽宁科学技术出版社
　　　　　　（地址：沈阳市和平区十一纬路 29 号，邮编：110003）
联系电话：024-23284376/010-88019650
传　　真：010-88019377
　　　　　　Email: fushichuanmei@mail.lnpgc.com.cn
印 刷 者：北京亚通印刷有限责任公司
经 销 者：各地新华书店

幅面尺寸：145mm×210mm
字　　数：432 千字　　　　　**印　　张：**16
版　　次：2020 年 8 月第 1 版第 2 次印刷

责任编辑：李俊卿　　　　　　**责任校对：**梁晓洁
封面设计：永诚天地　　　　　**封面制作：**永诚天地
版式设计：永诚天地　　　　　**责任印制：**高春雨

如有质量问题，请速与印务部联系　联系电话：010-88019750

ISBN 978-7-5381-9991-8
定价：65.00 元

前　言

中药是我国传统药物的总称，主要来源于天然药物及其加工品。我国地域辽阔，拥有种类丰富的天然药材资源，包括植物药、动物药及矿物药。而对于中药的开发和应用，也有着悠久的历史。

本书共收载常用中药 449 味，根据其功效分为二十章节进行介绍，主要内容包括中药的别名、药用部位、主要产地、制法、性味、归经、功效、应用及配伍、用法、注意事项，同时每味中药均附有彩色图片，以便于读者对中药药材产生更直观的认识，利于临床的应用。

本书所载中药常用剂量引自《中华人民共和国药典》，中药图片药材由北京中医药大学第一临床医学院东直门医院中药房提供，特此表示感谢。

本书主要供从事中医药基础及临床研究工作者、中医学及中药学专业医学生使用，旨在为其工作和学习提供帮助。

编者

2016 年 10 月于东直门医院

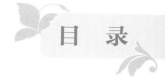

目　录

第五章　化湿药

第六章　利水渗湿药

第十章　驱虫药

第十一章　活血化瘀药

第十二章　止血药

第十三章　化痰止咳平喘药

第十四章　平肝息风药

第十五章　安神药

第十六章　开窍药

第十七章　补虚药

第十八章　收涩药

第十九章　涌吐药

第二十章 攻毒杀虫止痒药

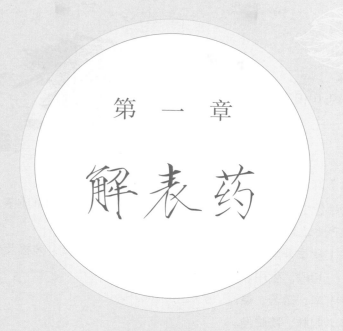

第 一 章

解表药

　　凡能疏肌解表、促使发汗，用以发散表邪、解除表证的药物，称为解表药。

　　解表药根据其药物的药性不同，可分为两大类。一类多属辛温，故称辛温解表药，又称发散风寒药，主要用于治疗风寒表证；另一类多属辛凉，故称辛凉解表药，又称发散风热药，主要用于治疗风热表证。解表药大多气味芳香，性质轻宣疏散，主要用以发散表邪，故一般为辛味；发散风热药又因能清泄，而多兼苦味。

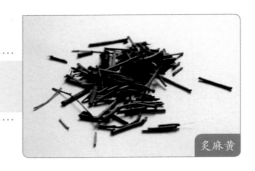

炙麻黄

麻黄
má huáng

【别名】麻黄草，川麻黄，木贼麻黄。

【药用部位】麻黄科植物草麻黄、中麻黄或木贼麻黄的草质茎。

【主要产地】河北、山西、内蒙古等地。

【制法】秋季采割绿色的草根茎，晒干，除去木质茎、残根及杂质，切段。生用、蜜炙或捣绒用。

【性味】辛、微苦，温。

【归经】归肺、膀胱经。

【功效】散寒解表，宣肺平喘，利水消肿。

【应用及配伍】

1.风寒外感：桂枝，如麻黄汤。2.咳喘：①外感风寒：杏仁、甘草，如三拗汤；②肺热内盛：杏仁、石膏、甘草，如麻杏石甘汤。3.风水水肿：生姜、白术，如越婢加术汤。

【用法】煎服，2~9 g。生用，发汗解表；炙用，止咳平喘。

【注意事项】本品发汗宣肺力强，凡表虚自汗、阴虚盗汗及肺虚咳喘者均当慎用。

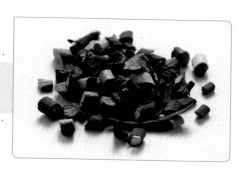

桂　枝
guì zhī

【别名】柳桂，嫩桂枝，桂枝尖。

【药用部位】樟科植物肉桂的干燥嫩枝。

【主要产地】广东、广西及云南等省。

【制法】春、夏二季采收，除去叶，晒干或切片晒干。生用。

【性味】辛、甘，温。

【归经】归心、肺、膀胱经。

【功效】发汗解肌，温通经脉，助阳化气。

【应用及配伍】

　　1.风寒感冒：①表实无汗：麻黄，如麻黄汤；②表虚有汗：白芍，如桂枝汤。2.寒凝血瘀证：①胸痹：枳实、薤白，如枳实薤白桂枝汤；②脘腹冷痛：白芍、饴糖，如小建中汤；③月经不调、痛经：当归、吴茱萸，如温经汤；④痛痹：附子，如桂枝附子汤。3.心悸：甘草、人参、麦冬，如炙甘草汤。4.痰饮病：茯苓、白术，如苓桂术甘汤。5.水肿：茯苓、猪苓、泽泻，如五苓散。

【用法】煎服，3~9 g。

【注意事项】热证者忌用。孕妇慎用。

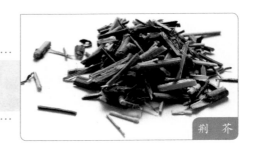

荆　芥
jīng jiè

【别名】假苏，鼠蓂，鼠实。

【药用部位】唇形科植物荆芥的干燥地上部分。

【主要产地】江苏、浙江、江西等地。

【制法】夏、秋二季花开到顶、穗绿时采割，除去杂质，晒干，切段。生用或炒炭用。

【性味】辛，微温。

【归经】归肺、肝经。

【功效】祛风解表，透疹；炒炭止血。

【应用及配伍】

1. 感冒：①外感风寒：防风、羌活等，如荆防败毒散；②外感风热：银花、连翘、牛蒡子、淡豆豉等，如银翘散。2. 麻疹透发不畅：蝉蜕、薄荷等。3. 血证：①吐血：生地黄、白茅根等；②便血、痔血：地榆、槐角等。

【用法】煎服，4.5~9 g。

【注意事项】表虚者忌用。

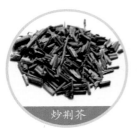

炒荆芥

荆芥炭

荆　穗

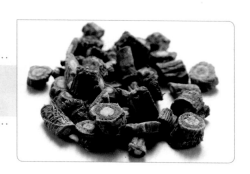

防　风
fáng fēng

【别名】关防风，东防风，川防风。

【药用部位】伞形科植物防风的干燥根。

【主要产地】东北及内蒙古东部等地。

【制法】春、秋二季采挖未抽花茎植株的根，除去须根及泥沙，晒干，切片。生用或炒炭用。

【性味】辛、甘，微温。

【归经】归膀胱、肝、脾经。

【功效】祛风解表，止泻，消风止痉。

【应用及配伍】

　　1.感冒：①外感风寒：荆芥、羌活等，如荆防败毒散；②外感风热：银花、连翘、薄荷等；③表虚外感：黄芪、白术等，如玉屏风散。2.风疹：①风寒：麻黄、荆芥、白芷、生地等，如消风散；②风热：薄荷、蝉蜕等；③湿热：苦参、黄柏、土茯苓等；④血虚：当归、地黄等。3.泄泻：白术、白芍、陈皮，如痛泻要方。4.破伤风：天麻、天南星、白附子等，如玉真散。

【用法】煎服，4.5~9 g。

【注意事项】阴津不足者慎用。

羌 活
qiāng huó

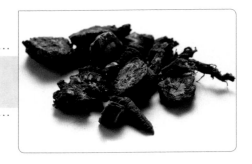

【别名】羌青，护羌使者，蚕羌。

【药用部位】伞形科植物羌活或宽叶羌活的干燥根茎及根。

【主要产地】羌活主产于四川、云南、青海等地，宽叶羌活主产于四川、青海、陕西等地。

【制法】春、秋二季采挖，除去须根及泥沙，晒干。切片，生用。

【性味】辛、苦，温。

【归经】归膀胱、肾经。

【功效】散寒解表，祛风胜湿。

【应用及配伍】

　　1. 外感风寒：防风、独活、藁本，如羌活胜湿汤。2. 风湿痹证：防风、姜黄、当归，如蠲痹汤。

【用法】煎服，3~9 g。

【注意事项】阴血亏虚及脾胃虚弱者慎用。

细　辛
xì xīn

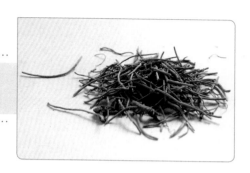

【别名】细参，烟袋锅花，万病草。

【药用部位】马兜铃科植物北细辛、汉城细辛或华细辛的干燥全草。

【主要产地】北细辛、汉城细辛习称"辽细辛"，主产于东北地区；华细辛主产于陕西、河南、山东等地。

【制法】夏季果熟期或初秋采挖，除去泥沙，阴干。切段，生用。

【性味】辛，温。有小毒。

【归经】归肺、肾、心经。

【功效】散寒解表，通窍止痛，温肺化饮，止咳平喘。

【应用及配伍】

1.外感风寒：羌活、防风、白芷、黄芩、川芎等，如九味羌活汤。2.鼻渊：白芷、苍耳子、辛夷等。3.痛证：①头痛：独活、川芎，如独活细辛汤；②牙痛：生石膏、黄连、升麻等。4.咳嗽喘逆：麻黄、桂枝、白芍、干姜、半夏等，如小青龙汤。

【用法】煎服，1~3 g。

【注意事项】阴津不足者忌用。不可与藜芦同用。

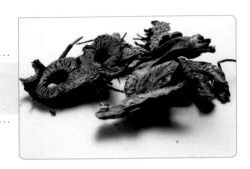

藁 本
gǎo běn

【别名】藁茇，鬼卿，西芎。

【药用部位】伞形科植物藁本或辽藁本的干燥根茎及根。

【主要产地】藁本主产于陕西、甘肃、河南等地；辽藁本主产于辽
宁、吉林、河北等地。

【制法】秋季茎叶枯萎或次春出苗时采挖，除去泥沙，晒干或烘干。
切片，生用。

【性味】辛，温。

【归经】归膀胱经。

【功效】散寒解表，祛湿止痛。

【应用及配伍】

1. 外感风寒：羌活、独活、防风、甘草等，如羌活胜湿汤。

2. 巅顶头痛：羌活、苍术等。3. 风湿痹痛：羌活、独活、
苍术、防风、黄芪、升麻等，如除风湿羌活汤。

【用法】煎服，3~9 g。

【注意事项】阴津不足及热证头痛者忌用。

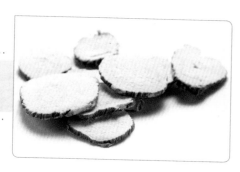

白芷
bái zhǐ

【别名】禹白芷，祁白芷，杭白芷。

【药用部位】伞形科植物白芷或杭白芷的干燥根。

【主要产地】产于河南长葛、禹县者习称"禹白芷"，产于河北安国者习称"祁白芷"，产于浙江、福建、四川等省者习称"杭白芷"和"川白芷"。

【制法】夏、秋间叶黄时采挖，除去须根及泥沙，晒干或低温干燥。切片，生用。

【性味】辛，温。

【归经】归肺、胃、大肠经。

【功效】散寒解表，通窍止痛，消肿排脓，燥湿止带。

【应用及配伍】

1. 外感风寒：防风、苍术、黄芩、羌活，如九味羌活汤。

2. 鼻渊：辛夷、苍耳子，如苍耳子散。3. 痛证：①头痛：川芎、防风、细辛等，如川芎茶调散；②牙痛：石膏、荆芥穗，如风热散。4. 疮痛肿痛：金银花、当归、穿山甲，如仙方活命饮。5. 寒湿带下：白术、茯苓等。

【用法】煎服，3~9 g。

【注意事项】阴虚血热者忌用。

香 薷
xiāng rú

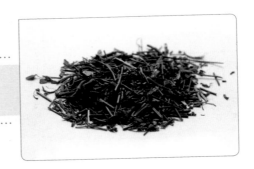

【别名】独行千里，香菜，香戎。

【药用部位】唇形科植物石香薷或江香薷的干燥地上部分，前者习称"青香薷"，后者习称"江香薷"。

【主要产地】青香薷主产于广西、湖北、湖南等地，江香薷主产于江西。

【制法】夏、秋二季茎叶茂盛、果实成熟时采割，除去杂质，晒干，切段、生用。

【性味】辛，微温。

【归经】归肺、脾、胃经。

【功效】解表化湿，利水消肿。

【应用及配伍】

1. 夏月外感风寒，湿困中焦：银花、连翘、厚朴、扁豆花等，如新加香薷饮。2. 水肿，脚气：白术，如深师薷术丸。

【用法】煎服，3~9 g。

【注意事项】表虚有汗及暑热证忌用。

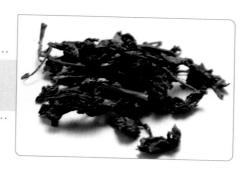

紫苏叶
zǐ sū yè

【别名】香荽，鸡苏，水状元。

【药用部位】唇形科植物紫苏的干燥叶（或带嫩枝）。

【主要产地】湖北、河南、四川等地。

【制法】夏季枝叶茂盛时采收，除去杂质，晒干。

【性味】辛，温。

【归经】归肺、脾经。

【功效】解表散寒，行气和胃，解鱼蟹毒。

【应用及配伍】

　　1.外感凉燥：杏仁、桔梗，如杏苏散。2.妊娠呕吐：砂仁、陈皮等。3.鱼蟹中毒：可单用本品水煎内服。

【用法】煎服，5~9 g。

【注意事项】热证者慎用。

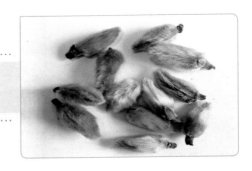

辛　夷
xīn yí

【别名】侯桃，房木，辛夷花。

【药用部位】木兰科植物望春花、玉兰或武当玉兰的干燥花蕾。

【主要产地】河南、安徽、湖北等地。

【制法】冬末春初未开放时采收，除去枝梗，阴干入药用。

【性味】辛，温。

【归经】归肺、胃经。

【功效】祛风散寒，通鼻窍。

【应用及配伍】

　　　1. 风寒感冒：防风、白芷等。2. 鼻渊：苍耳子、白芷、薄荷，如苍耳子散。

【用法】煎服，3~9 g，包煎。

【注意事项】阴虚火旺者忌用。

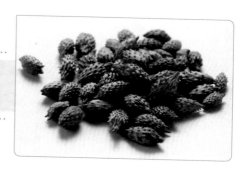

苍耳子
cāng ěr zǐ

【别名】牛虱子，胡寝子，苍耳仁。

【药用部位】菊科植物苍耳的干燥成熟带总苞的果实。

【主要产地】山东、江西、湖北等地。

【制法】秋季果实成熟时采挖，干燥，除去梗、叶等杂质。炒去硬刺用。

【性味】辛、苦，温。有小毒。

【归经】归肺经。

【功效】祛风散寒，通窍止痛，除湿。

【应用及配伍】

　　1.外感风寒：羌活、防风、白芷等。2.鼻渊：辛夷、白芷，如苍耳子散。3.风湿痹痛：威灵仙、羌活、独活、木瓜、牛膝等。

【用法】煎服，3~9 g。

【注意事项】阴血亏虚者忌用。不可过量服用。

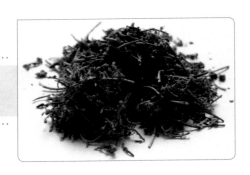

鹅不食草
é bù shí cǎo

【别名】石胡荽，野园荽，地芫荽。

【药用部位】菊科植物石胡荽的干燥全草。

【主要产地】我国南北多数地区均有分布。

【制法】5~6月采集，洗去泥沙。鲜用或晒干生用。

【性味】辛，温。

【归经】归肺、肝经。

【功效】祛风散寒，通鼻窍，止咳。

【应用及配伍】

1. 风寒感冒：防风、白芷、细辛等。2. 鼻塞：苍耳子、辛夷、白芷等。3. 咳嗽喘逆：麻黄、百部等。

【用法】煎服，6~10 g。

【注意事项】热证者忌用。

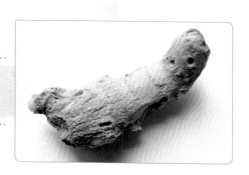

生姜
shēng jiāng

【别名】姜根，因地辛，炎凉小子。

【药用部位】姜科多年生草本姜的新鲜根茎。

【主要产地】全国各地均产。

【制法】秋冬二季采挖，除去须根及泥沙。切片，生用。

【性味】辛，微温。

【归经】归肺、脾、胃经。

【功效】散寒解表，温中止呕，温肺止咳。

【应用及配伍】

　　1. 外感风寒：桂枝、羌活、葱白等。2. 呕吐：①中焦虚寒：高良姜、白豆蔻等；②胃有蕴热：黄连、竹茹等；③痰饮中阻：半夏。3. 咳嗽：麻黄、杏仁，如三拗汤。

【用法】煎服，3~9 g。

【注意事项】热证者忌用。

零陵香
líng líng xiāng

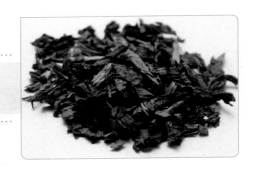

【别名】铃铃香，铃子香，熏草，蕙草，燕草，黄零草。

【药用部位】报春花科植物灵香草的带根全草。

【主要产地】四川、广东、广西、贵州等地。

【制法】秋季将植株连根拔起，除去泥沙，烘干或阴干。

【性味】辛、甘，温。

【归经】归肺、脾经。

【功效】祛风寒，辟秽浊。

【应用及配伍】

　　1. 外感风寒：麻黄、荆芥、防风、生姜等。2. 脾虚所致腹胀、泄泻：白术、山药、茯苓、紫苏、半夏、厚朴、枳壳等。

【用法】煎服，6~15 g

【注意事项】不宜过服。

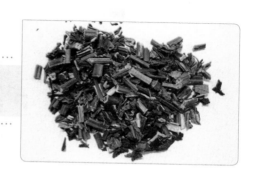

薄 荷
bò he

【别名】土薄荷，仁丹草，水薄荷。

【药用部位】唇形科植物薄荷的干燥地上部分。

【主要产地】江苏的太仓以及浙江、湖南等省。

【制法】夏、秋二季茎叶茂盛或花开至三轮时，选晴天，分次采割，晒干或阴干。切段，生用。

【性味】辛，凉。

【归经】归肺、肝经。

【功效】宣散风热，清利头目，利咽，透疹，疏肝解郁。

【应用及配伍】

1. 外感风热：银花、连翘、淡竹叶、牛蒡子、淡豆豉等，如银翘散。2. 头痛：川芎、石膏、白芷等。3. 咽喉肿痛：玄参、桔梗、牛蒡子、生甘草等。4. 麻疹透发不畅：蝉蜕、牛蒡子等。5. 肝气郁：柴胡，白芍，如逍遥散。

【用法】煎服，3~6 g，宜后下。

【注意事项】体虚汗出较多者慎用。

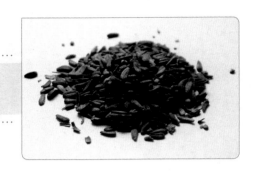

牛蒡子
niú bàng zǐ

【别名】恶实，鼠粘子，大力子。

【药用部位】菊科植物牛蒡的干燥成熟果实。

【主要产地】东北、浙江等地。

【制法】秋季果实成熟时，采收果序，晒干，打下果实，除去杂质，再晒干。生用或炒用，用时捣碎。

【性味】辛、苦，寒。

【归经】归肺、胃经。

【功效】疏散风热，宣肺祛痰，利咽透疹，解毒消肿。

【应用及配伍】

　　1.外感风热：银花、连翘、荆芥、淡豆豉、薄荷等，如银翘散。2.痰热咳嗽：半夏、陈皮、前胡、桔梗等。3.咽喉肿痛：金银花、玄参、薄荷等。4.麻疹透发不畅：薄荷、蝉蜕、柽柳、竹叶等。5.热毒疮疡及痄腮：连翘、板蓝根、紫花地丁等。

【用法】煎服，6~12 g。

【注意事项】气虚便溏者慎用。

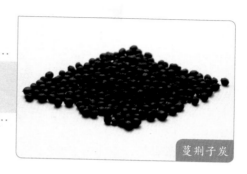

蔓荆子
mán jīng zǐ

蔓荆子炭

【别名】蔓荆实，荆条子，万金子。

【药用部位】马鞭草科植物单叶蔓荆或蔓荆的干燥成熟果实。

【主要产地】单叶蔓荆主产于山东、江西、浙江等地，蔓荆主产于广东、广西等地。

【制法】秋季果实成熟时采收，除去杂质，晒干。生用或炒用。

【性味】辛、苦，微寒。

【归经】归膀胱、肝、胃经。

【功效】疏散风热，清利头目。

【应用及配伍】

1. 外感风热：银花、薄荷、牛蒡子、菊花等。2. 头痛：川芎、白芷等。3. 目赤肿痛：菊花、蝉蜕、白蒺藜、夏枯草等。

【用法】煎服，5~9 g。

【注意事项】热证者慎用。

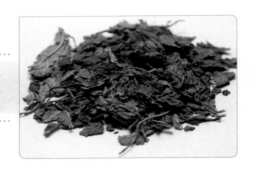

桑 叶
sāng yè

【别名】铁扇子，霜桑叶，冬桑叶。

【药用部位】桑科植物桑的干燥叶。

【主要产地】我国各地大都有野生或栽培。

【制法】初霜后采收，除去杂质，晒干。生用或蜜炙用。

【性味】甘、苦，寒。

【归经】归肺、肝经。

【功效】疏散风热，清肺润燥，清肝明目。

【应用及配伍】

　　1.外感风热：连翘、薄荷、桔梗、芦根等，如桑菊饮。2.肺热咳嗽：杏仁、麦冬、沙参、浙贝等。3.目赤涩痛：菊花、蝉蜕、夏枯草等。

【用法】煎服，5~9 g。

【注意事项】寒证者忌用。

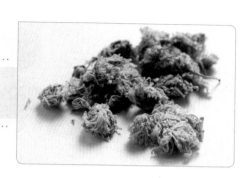

菊　花
jú huā

【别名】菊华，更生。

【药用部位】菊科植物菊的干燥头状花序。

【主要产地】浙江、安徽、河南等地。

【制法】9~11月花盛开时分批采收，阴干或焙干，或熏、蒸后晒干。生用。药材按产地和加工方法不同，分为"亳菊""滁菊""贡菊""杭菊"等，以"亳菊"和"滁菊"品质最优。

【性味】辛、甘、苦，微寒。

【归经】归肺、肝经。

【功效】疏散风热，清肝明目，平抑肝阳，清热解毒。

【应用及配伍】

1.外感风热：银花、连翘、桑叶、薄荷等。2.肝阳上亢：石决明、钩藤、珍珠母、白芍等。3.目赤肿痛：蝉蜕、木贼、白僵蚕、决明子、夏枯草等。4.疮痈肿毒：银花、紫花地丁、蒲公英、生甘草。

【用法】煎服，5~9 g。

【注意事项】虚证、寒证者慎用。

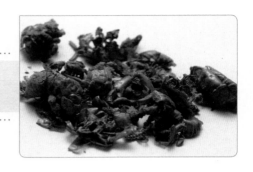

蝉　蜕
chán tuì

【别名】蝉衣，伏壳，蝉甲。

【药用部位】蝉科昆虫黑蚱的若虫羽化时脱落的皮壳。

【主要产地】山东、河北、河南等地。

【制法】夏、秋二季采集，除去泥土、杂质，晒干。生用。

【性味】甘、寒。

【归经】归肺、肝经。

【功效】疏散风热，利咽，透疹，明目退翳，息风止痉。

【应用及配伍】

　　1. 外感风热：银花、连翘、薄荷、牛蒡子等。2. 声音嘶哑：薄荷、牛蒡子等。3. 皮肤瘙痒：荆芥、防风、苦参，如消风散。4. 目赤肿痛：菊花、白蒺藜、决明子等。5. 小儿惊风：①急惊风：天竺黄、栀子、僵蚕，如天竺黄散；②慢惊风：全蝎、天南星，如蝉蝎散。

【用法】煎服，3~6 g。

【注意事项】孕妇慎用。

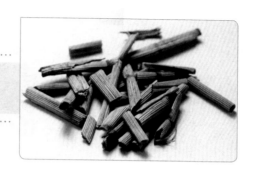

木　贼
mù zéi

【别名】接骨叶，节节草，笔筒草。

【药用部位】木贼科植物木贼的干燥地上部分。

【主要产地】黑龙江、吉林、辽宁等省区。

【制法】夏、秋二季采割，除去杂质，晒干或阴干。切段，生用。

【性味】甘、苦，平。

【归经】归肺、肝经。

【功效】疏风散热，清肝明目，止血。

【应用及配伍】

　　1. 风热目赤：蝉蜕、谷精草、菊花等。2. 肝热目赤：决明子、夏枯草、菊花等。3. 便血，痔血：黄芩、地榆、槐角等。

【用法】煎服，3~9 g。

【注意事项】体虚者慎用。

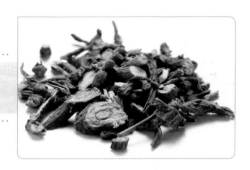

柴 胡
chái hú

【别名】硬柴胡、秋柴胡、净柴胡。

【药用部位】伞形科植物单叶柴胡或狭叶柴胡的干燥根。

【主要产地】北柴胡主产于河北、河南、辽宁等地，南柴胡主产于湖北、四川、安徽等地。

【制法】春秋二季采挖，除去茎叶及泥沙，干燥。切段，生用、酒炒或醋炙用。

【性味】苦、辛，微寒。

【归经】归肝、胆经。

【功效】解肌退热，疏肝理气，升举阳气，清胆截疟。

【应用及配伍】

1. 外感表证：①外感风寒：防风、生姜等，如正柴胡饮；②外感风热：银花、连翘、菊花、薄荷等。2. 少阳证：黄芩、半夏等，如小柴胡汤。3. 肝郁气滞：香附、郁金、当归、白芍、白术等。4. 气虚下陷：人参、黄芪、白术、升麻，如补中益气汤。5. 截疟发热：常与黄芩、常山、草果等同用。

【用法】煎服，3~9 g。

【注意事项】古人有"柴胡劫肝阴"之说，阴虚阳亢，肝风内动，阴虚火旺及气机上逆者忌用或慎用。

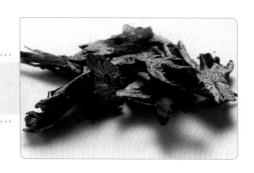

升 麻
shēng má

【别名】周升麻，空升麻，鸡骨升麻。

【药用部位】为毛茛科植物大三叶升麻、兴安升麻或升麻的干燥根茎。

【主要产地】辽宁、吉林、黑龙江等地。

【制法】秋季采挖，除去泥沙，晒至须根干时，燎去或除去须根，晒干。切片，生用或蜜炙用。

【性味】辛、微甘，微寒。

【归经】归肺、脾、胃、大肠经。

【功效】疏风解表，透疹，升举阳气。

【应用及配伍】

1.外感表证：①外感风寒：麻黄、紫苏、白芷等；②外感风热：连翘、桑叶、菊花、薄荷等。2.麻疹透发不畅：葛根、白芍、甘草等，如升麻葛根汤。3.气虚下陷：黄芪、白术、人参、柴胡等，如补中益气汤。

【用法】煎服，3～9g。生用，解表、透疹；炙用，升阳举陷。

【注意事项】热证者及麻疹已透者忌用。

浮　萍
fú píng

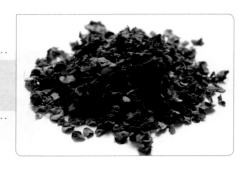

【别名】水萍，水花，萍子草。

【药用部位】浮萍科植物紫萍的干燥全草。

【主要产地】全国各地池沼均有产，以湖北、江苏、浙江等省产量大。

【制法】6～9月采收，除去杂质，晒干。生用。

【性味】辛，寒。

【归经】归肺、膀胱经。

【功效】发汗解表，透疹，利水消肿。

【应用及配伍】

　　1.外感表证无汗：①外感风寒：麻黄、香薷、羌活等；②外感风热：连翘、薄荷、蝉蜕等。2.麻疹透发不畅：薄荷、蝉蜕、牛蒡子、升麻等。3.水肿、小便不利：麻黄、冬瓜皮等。

【用法】煎服，3～9g。

【注意事项】表虚自汗者忌用。

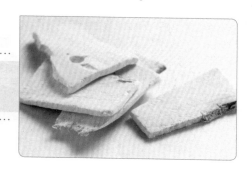

葛　根
gě gēn

【别名】葛根条。

【药用部位】豆科植物野葛或甘葛藤的干燥根。

【主要产地】野葛主产于湖南、河南、广东等省；甘葛藤多为栽培，主产于广西、广东等省。

【制法】秋、冬二季采挖，野葛多趁鲜切成厚片或小块，干燥；甘葛藤习称"粉葛"，多除去外皮，用硫黄熏后，稍干，截段或再纵切两半，干燥。生用或煨用。

【性味】甘、辛，凉。

【归经】归脾、胃经。

【功效】解肌退热，生津，透疹，升举阳气。

【应用及配伍】

1.外感表证：①外感风寒，郁而化热：柴胡、黄芩、白芷、羌活等，如柴葛解肌汤；②外感风热：银花、连翘、薄荷、菊花、蔓荆子等。2.阴津不足之消渴：天花粉、鲜地黄、麦门冬等。3.麻疹透发不畅：升麻、芍药、甘草等。

4.泄泻：黄芩、黄连、甘草等，如葛根芩连汤。

【用法】煎服，9～15 g。

【注意事项】表虚汗出较多者忌用。胃寒者应慎用。

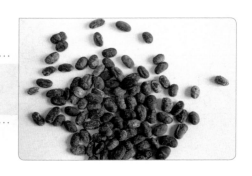

淡豆豉
dàn dòu chǐ

【别名】香豉，淡豉。

【药用部位】豆科植物大豆的成熟种子发酵加工品。

【主要产地】全国各地均产。

【制法】取桑叶、青蒿各 70~100 g，加水煎煮，滤过，煎液拌入净大豆 1000 g 中，吸尽后，蒸透，取出，稍晾，再置容器内，用煎过的桑叶、青蒿渣覆盖，闷使发酵至黄衣上遍时，取出，除去药渣，洗净，置容器内再闷 15~20 天，至充分发酵、香气溢出时，取出，略蒸，干燥，即得。

【性味】苦、辛，凉。

【归经】归肺、胃经。

【功效】清热解表除烦。

【应用及配伍】

　　1. 外感表证：①外感风寒：葱白，如葱豉汤；②外感风热：银花、连翘、淡竹叶、荆芥、牛蒡子、薄荷等，如银翘散。2. 胸中邪热内郁，心中懊憹：栀子，如栀子豉汤。

【用法】煎服，6 ~ 12 g。

【注意事项】不可过量服用。

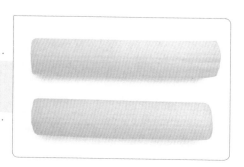

葱　白
cōng bái

【别名】葱茎白，葱白头。

【药用部位】百合科植物葱近根部的鳞茎。

【主要产地】我国各地均有种植。

【制法】随时可采，采挖后，除去须根及叶，剥去外膜。鲜用。

【性味】辛，温。

【归经】归肺、胃经。

【功效】发汗解表，通阳。

【应用及配伍】

　　1. 外感风寒：淡豆豉等。2. 阴盛格阳之证：附子、干姜等。

【用法】煎服，3~9 g。外用适量。

【注意事项】本品忌与蜜、枣、地黄、常山同用。

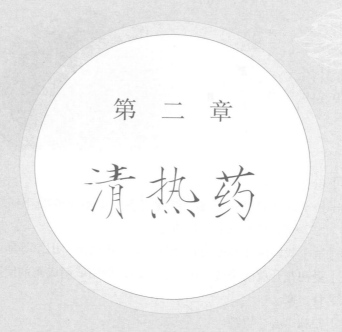

第 二 章

清热药

　　凡以清解里热、治疗里热证为主的药物，称为清热药。

　　清热药药性大多寒凉，少数平而偏凉，味多苦，或甘，或辛，或咸。主要功效为清热、泻火、凉血、解热毒、退虚热，兼能燥湿、利湿、滋阴、发表等。主要用于治疗热病高热、痢疾、痈肿疮毒以及目赤肿痛、咽喉肿痛等呈现各种里热的证候。

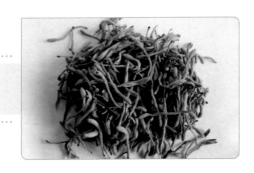

金银花
jīn yín huā

【别名】忍冬，二花。

【药用部位】忍冬科植物忍冬、红腺忍冬、山银花或毛花柱忍冬的干燥花蕾或带初开的花。

【主要产地】我国南北各地均有分布，主产于河南、山东等地。

【制法】夏初花开放前采摘，阴干。生用，炒用或制成露剂使用。

【性味】甘，寒。

【归经】归肺、心、胃经。

【功效】疏风解表，清热解毒。

【应用及配伍】

 1. 外感风热：连翘、荆芥、淡豆豉、薄荷等，如银翘散。

 2. 疮痈肿毒：皂角刺、穿山甲、贝母、白芷、当归尾，如仙方活命饮；野菊花、蒲公英、紫花地丁、紫背天葵，如五味消毒饮。3. 咽喉肿痛：玄参、桔梗、牛蒡子等。

【用法】煎服，6~15 g。

【注意事项】虚证、寒证者忌用。

连翘
lián qiáo

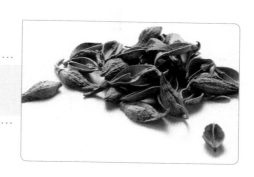

【别名】青翘，黄翘，空壳。

【药用部位】木犀科植物连翘的干燥果实。

【主要产地】我国东北、华北、长江流域至云南。

【制法】秋季果实初熟尚带绿色时采收，除去杂质，蒸熟，晒干，习称"青翘"；果实熟透时采收，晒干，除去杂质，习称"老翘"或"黄翘"。青翘采得后即蒸熟晒干，筛取籽实作"连翘心"用。生用。

【性味】苦，微寒。

【归经】归肺、心、小肠经。

【功效】疏风解表，清热解毒，散结消肿。

【应用及配伍】

1.外感风热：金银花、薄荷、荆芥、淡豆豉等，如银翘散。

2.疮痈肿毒：金银花、蒲公英、野菊花等。

【用法】煎服，6~15 g。

【注意事项】虚证、寒证者忌用。

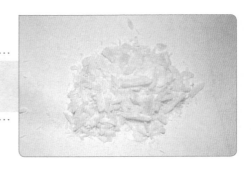

石 膏
shí gāo

【别名】冰石，玉大石。

【药用部位】硫酸盐类矿物硬石膏族石膏，主含含水硫酸钙（$CaSO_4 \cdot 2H_2O$）。

【主要产地】湖北、甘肃、四川等地，以湖北应城产者最佳。

【制法】全年可采。采挖后，除去泥沙及杂石。研细生用或煅用。

【性味】甘、辛，大寒。

【归经】归肺、胃经。

【功效】生用：清热泻火，除烦止渴；煅用：敛疮生肌，收湿止血。

【应用及配伍】

　　1.肺胃气分实热证：知母、甘草、粳米等。2.热病伤阴证：竹叶、麦冬、甘草、粳米等。3.肺热咳喘：麻黄、杏仁等。

　　4.热伤津液之消渴：知母、麦冬、生地等。5.湿疮：滑石等，共研末外用患处。

【用法】生石膏：煎服，15~60 g，先煎；煅石膏：外用适量。

【注意事项】脾胃虚寒及阴虚内热者忌用。

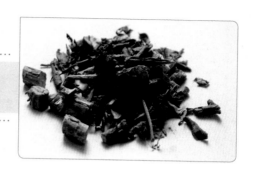

六月雪
liù yuè xuě

【别名】满天星，天星木，路边姜，路边荆。

【药用部位】茜草科六月雪属植物六月雪的全草。

【主要产地】四川、广西、安徽、湖北、湖南等地。

【制法】全年可采，采摘后洗净，切段晒干，亦可鲜用。

【性味】淡、微辛，凉。

【归经】归肺、肝、脾经。

【功效】疏风，利湿，舒筋活络。

【应用及配伍】

　　1.外感风热：银花、连翘、荆芥、薄荷等。2.湿热：茵陈、栀子、大黄、泽泻等。3.风湿热痹：石膏、知母、桂枝、当归、川芎等。

【用法】煎服，15~20 g。

【注意事项】外感属风寒者不宜使用。

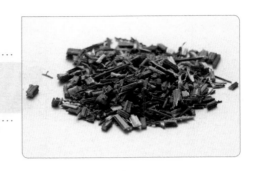

倒扣草
dǎo kòu cǎo

【别名】倒挂草，鸡豚草，土常山，铁马鞭。

【药用部位】苋科植物粗毛牛膝的全草。

【主要产地】福建、江西、湖北、湖南等地。

【制法】夏、秋季采收全株，洗净，鲜用或晒干。

【性味】苦、酸，微寒。

【归经】归肺、肝、膀胱经。

【功效】清热解表，活血化瘀，利水通淋。

【应用及配伍】

　　1.外感发热：黄芩、黄连、蒲公英、白花蛇舌草等。2.月经不调，痛经。3.跌打损伤：可以本品鲜品捣烂外敷患处。

　　4.水肿：可以本品鲜品单用煎汤内服，或与其他利水消肿药共用，随证加减。

【用法】煎服：10~15 g。外用，适量。

【注意事项】孕妇忌服用。

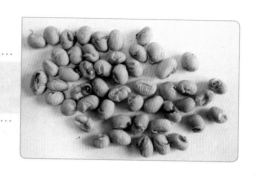

大豆黄卷
dà dòu huáng juǎn

【别名】大豆卷，黄卷皮。

【药用部位】豆科大豆属植物大豆的种子发芽后晒干。

【主要产地】全国大部分地区均产。

【制法】待种子发芽后，晒干。

【性味】甘，淡，平。

【归经】归脾、胃经。

【功效】清热解表，除湿。

【应用及配伍】

1. 湿温，暑湿发热：黄芩、茯苓、滑石等。2. 食滞脘痞：陈皮、厚朴、茯苓、白术、藿香、佩兰等。3. 小便不利，水肿：生苡仁、泽泻、车前子、蚕沙、木瓜等。

【用法】煎服，6~15 g。

【注意事项】无湿热者慎服用。

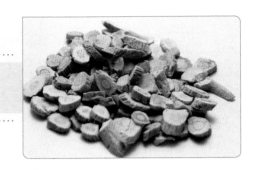

板蓝根
bǎn lán gēn

【别名】大蓝根，大青根，北板蓝根。

【药用部位】十字花科植物菘蓝的干燥根。

【主要产地】内蒙古、陕西、甘肃等地。

【制法】秋季采挖，除去泥沙，晒干。切片，生用。

【性味】苦，寒。

【归经】归心、胃经。

【功效】清热解毒，凉血消斑，利咽消肿。

【应用及配伍】

　　1. 大头瘟：黄芩、黄连、玄参、连翘、马勃等。2. 时疫温毒发斑：生地、丹皮、紫草。3. 咽喉肿痛：银花、桔梗、玄参、马勃等。

【用法】煎服，9～15 g。

【注意事项】体虚者忌服用。脾胃虚寒者慎用。

大青叶
dà qīng yè

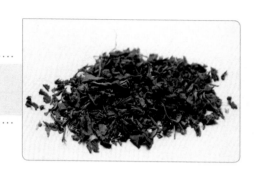

【别名】路边青，马大青，淡婆婆。

【药用部位】十字花科植物菘蓝的干燥叶片。

【主要产地】江苏、安徽、河北等地。

【制法】冬季栽培，夏、秋二季分 2~3 次采收，略洗，切碎，鲜用或晒干生用。

【性味】苦，寒。

【归经】归心、胃经。

【功效】清热解毒，凉血消斑。

【应用及配伍】

1. 咽喉肿痛：生地、大黄、升麻，如大青汤。2. 丹毒：银花、蒲公英、紫花地丁等。3. 热入营血，温毒发斑：水牛角、玄参、栀子等。

【用法】煎服，9 ~ 15 g，鲜品加倍。

【注意事项】脾胃虚寒者忌用。

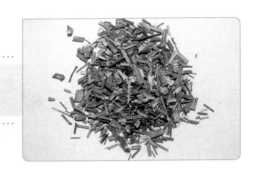

穿心莲
chuān xīn lián

【别名】金香草，苦胆草，四方莲。

【药用部位】爵床科植物穿心莲的干燥地上部分。

【主要产地】广东、广西、福建等地。

【制法】秋初茎叶茂盛时采收，除去杂质，洗净，切段，晒干。生用或鲜用。

【性味】苦，寒。

【归经】归肺、胃、大肠、膀胱经。

【功效】清热解毒，凉血消肿。

【应用及配伍】

1.外感风热：银花、连翘等。2.咽喉肿痛：山豆根、玄参、马勃等。3.湿热下痢脓血：苦参等。4.疮痈肿毒：蒲公英、野菊花等。

【用法】6~9 g，多入丸、散、片剂。外用，适量。

【注意事项】不宜多服久服。脾胃虚寒者不宜用。

青 黛
qīng dài

【别名】靛，蓝靛。

【药用部位】爵床科植物马蓝、蓼科植物蓼蓝或十字花科植物菘蓝的叶或茎叶经加工制得的干燥粉末或团块。

【主要产地】福建、云南、江苏等地。福建所产品质最优，称"建青黛"。

【制法】秋季采收以上植物的落叶，加水浸泡，至叶腐烂，叶落脱皮时，捞去落叶，加适量石灰乳，充分搅拌至浸液由乌绿色转为深红色时，捞取液面泡沫，晒干而成。研细用。

【性味】咸，寒。

【归经】归肺、肝经。

【功效】清热，凉血，解毒，清肝泻火，定惊。

【应用及配伍】

1.肝火犯肺之咳嗽、痰中带血：海蛤壳等。2.热病血热妄行：生地、丹皮、玄参等。3.咽喉肿痛：玄参、射干、板蓝根等。4.肝热惊痫：钩藤、牛黄等。

【用法】1.5 ~ 3 g，冲服，或入丸剂。外用，适量。

【注意事项】胃寒者慎用。

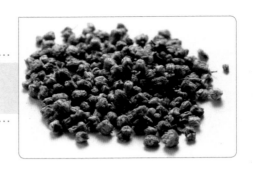

野菊花
yě jú huā

【别名】山菊花，千层菊。

【药用部位】菊科植物野菊的干燥头状花序。

【主要产地】全国各地均有分布，主产于江苏、四川、安徽等地。

【制法】秋、冬二季花初开时采摘，晒干。生用。

【性味】苦、辛，微寒。

【归经】归肝、心经。

【功效】清热解毒。

【应用及配伍】

1.疗痈肿毒：金银花、蒲公英、紫花地丁等，如五味消毒饮。2.目赤肿痛：金银花、密蒙花、夏枯草、决明子等。

【用法】煎服，9~15 g。

【注意事项】脾胃虚寒者禁用。

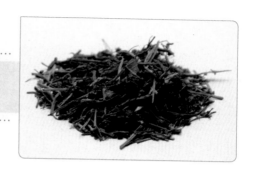

紫花地丁
zǐ huā dì dīng

【别名】箭头草，羊角子。

【药用部位】堇菜科植物紫花地丁的干燥全草。

【主要产地】我国长江下游至南部各省。

【制法】春秋二季采收，除去杂质，洗净，切碎，鲜用或干燥生用。

【性味】苦、辛，寒。

【归经】归心、肝经。

【功效】清热解毒，凉血消肿。

【应用及配伍】

疔痈肿毒：金银花、野菊花、蒲公英、紫背天葵等，如五味消毒饮。

【用法】煎服，15～30 g。外用，适量鲜品捣烂敷患处。

【注意事项】虚证、寒证者忌用。

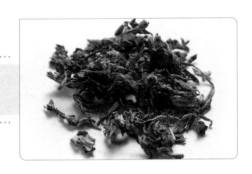

蒲公英
pú gōng yīng

【别名】黄花，黄花地丁。

【药用部位】菊科植物蒲公英、碱地蒲公英或同属数种植物的干燥全草。

【主要产地】全国各地均有分布。

【制法】夏至秋季花初开时采挖，除去杂质，洗净，切段，晒干。鲜用或生用。

【性味】苦、甘，寒。

【归经】归肝、胃经。

【功效】清热解毒，散结消肿。

【应用及配伍】

1.乳痈：金银花、连翘、瓜蒌、牛蒡子、漏芦等。2.疮痈肿痛：野菊花、金银花、紫花地丁、紫背天葵等，如五味消毒饮。

【用法】煎服，9~15 g。外用，适量鲜品捣烂外敷患处。

【注意事项】不可过服。

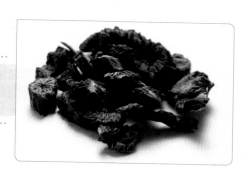

漏 芦
lòu lú

【别名】黄花菜根，水大蒜。

【药用部位】菊科植物祁州漏芦的干燥根。

【主要产地】我国北方各省多有分布，主产于东北、华北、西北。

【制法】春、秋二季采挖，除去泥沙、残茎及须根，洗净，晒干。
切片，生用。

【性味】苦，寒。

【归经】归胃经。

【功效】清热解毒，消肿散结，通经下乳。

【应用及配伍】

1. 乳痈：蒲公英、全瓜蒌等。2. 瘰疬：海藻、昆布、玄参、
银花、连翘等。3. 产后乳汁不通：穿山甲、王不留行等。

【用法】煎服，4.5～9 g。

【注意事项】气虚、疮疡平塌者及孕妇忌用。

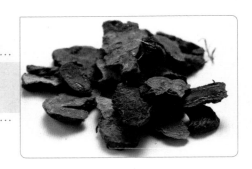

重 楼
chóng lóu

【别名】七叶一枝花，蚤休，草河车。

【药用部位】百合科植物云南重楼或七叶一枝花的干燥根茎。

【主要产地】长江流域及南方各省。

【制法】秋季采挖，除去须根，洗净，晒干。切片，生用。

【性味】苦，微寒。有小毒。

【归经】归肝经。

【功效】清热解毒，消肿止痛，凉肝定惊。

【应用及配伍】

1. 痈肿疔疮：金银花、连翘、黄芩、黄连、赤芍等。2. 毒蛇咬伤：半边莲等。3. 肝风内动之惊风、抽搐：天麻、钩藤、菊花、石决明等。

【用法】煎服，4.5～9 g。外用，适量捣烂敷患处。

【注意事项】体虚、寒证者及孕妇忌用。

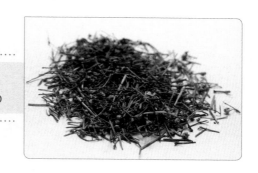

白花蛇舌草
bái huā shé shé cǎo

【别名】蛇舌草，矮脚白花蛇利草，蛇舌癀。

【药用部位】茜草科植物白花蛇舌草的全草。

【主要产地】福建、广西、广东等省。

【制法】夏、秋二季采收，洗净，晒干。切段，生用。

【性味】微苦、甘，寒。

【归经】归胃、大肠、小肠经。

【功效】清热解毒，利湿通淋。

【应用及配伍】

1.疮痈肿毒：金银花、连翘、野菊花、蒲公英等。2.肠痈：大血藤、败酱草、丹皮、大黄等。3.热淋：石韦、萹蓄、瞿麦、白茅根、车前草等。4.现代用以治疗各种癌肿，根据辨证配伍用药。

【用法】煎服，15～60 g。外用，适量。

【注意事项】虚证、寒证者忌用。

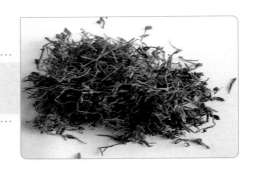

半边莲
bàn biān lián

【别名】急解索，蛇利草，细米草。

【药用部位】桔梗科植物半边莲的干燥全草。

【主要产地】各地均有分布，主产于湖北、湖南、江苏等地。

【制法】夏季采收，拔起全草，除去杂质，切段，晒干。鲜用或生用。

【性味】辛，平。

【归经】归心、小肠、肺经。

【功效】清热解毒，利水消肿。

【应用及配伍】

1.疮痈肿毒：金银花、蒲公英、连翘、野菊花等。2.毒虫咬伤：白花蛇舌草、虎杖等。3.鼓胀：大黄、枳实、白术、薏苡仁等。

【用法】煎服，9～15 g。

【注意事项】虚证、寒证者忌用。

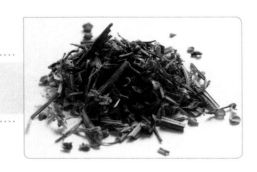

半枝莲
bàn zhī lián

【别名】通经草，并头草，紫连草，牙刷草，水韩信。

【药用部位】唇形科植物半枝莲的干燥全草。

【主要产地】广东、广西、四川、江苏、山西等地。

【制法】取全株，拣除杂草，捆成小把，晒干或阴干。

【性味】辛、苦，寒。

【归经】归肺、肝、肾经。

【功效】清热解毒，化瘀止痛。

【应用及配伍】

　　1.肿瘤：白花蛇舌草、半边莲、白英等，随证加减。2.肺痈、肠痈：白花蛇舌草、鱼腥草等。3.毒蛇咬伤：鲜半边莲、观音草等。

【用法】煎服，15~30 g，鲜品加倍。外用，鲜品适量，捣敷患处。

【注意事项】孕妇慎服。血虚者不宜服用。

鱼腥草
yú xīng cǎo

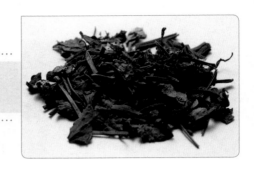

【别名】岑草，蕺菜，菹菜。

【药用部位】三白草科植物蕺菜的干燥地上部分。

【主要产地】长江流域以南各省。

【制法】夏季茎叶茂盛花穗多时采割，除去杂质，迅速洗净，切段，晒干。生用。

【性味】辛，微寒。

【归经】归肺经。

【功效】清热解毒，消痈排脓，利湿通淋。

【应用及配伍】

1. 肺痈：芦根、桔梗、瓜蒌等。2. 痰热咳嗽：黄芩、半夏、陈皮、浙贝、杏仁等。3. 疮痈肿毒：野菊花、金银花、蒲公英、紫花地丁等。4. 湿热淋证：萹蓄、瞿麦、灯心草、车前草、海金沙等。

【用法】煎服，15～25 g，鲜品加倍。外用，适量捣烂外敷患处。

【注意事项】虚证、寒证及阴性疮疡者忌用。

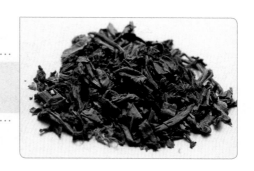

败酱草
bài jiàng cǎo

【别名】鹿肠，鹿首，马草败酱。

【药用部位】败酱科植物黄花败酱、白花败酱的干燥全草。

【主要产地】全国大部分地区均有分布，主产于四川、河北、河南等地。

【制法】夏、秋季采收，全株拔起，除去泥沙，洗净，阴干或晒干。切段，生用。

【性味】辛、苦，微寒。

【归经】归胃、大肠、肝经。

【功效】清热解毒，消痈排脓，活血化瘀，消肿止痛。

【应用及配伍】

　　1.肠痈：①脓未成：大黄、丹皮、冬瓜仁、蒲公英、瓜蒌仁、桃仁等；②脓已成：薏苡仁、附子，如薏苡附子败酱散。2.疮痈肿毒：金银花、连翘、黄芩、紫花地丁等。3.产后瘀血内阻之腹痛：五灵脂、当归、香附等。

【用法】煎服，6~15 g。外用，适量。

【注意事项】脾胃虚弱者忌用。

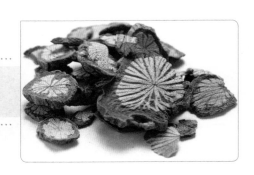

大血藤
dà xuè téng

【别名】红藤，血藤，活血藤。

【药用部位】木通科植物大血藤的干燥藤茎。

【主要产地】江西、湖北、湖南等地。

【制法】秋、冬二季采收，除去侧枝，截段，干燥。切厚片，生用。

【性味】苦，平。

【归经】归大肠、肝经。

【功效】清热解毒，祛风，活血化瘀，散结消肿。

【应用及配伍】

    1.肠痛：大黄、丹皮、冬瓜仁、败酱草、蒲公英、瓜蒌仁、桃仁等。2.风湿痹痛：防风、独活、牛膝、木瓜等。3.闭经：香附、益母草、赤芍、当归等。4.跌打损伤：续断、骨碎补等。

【用法】煎服，9~15 g。

【注意事项】孕妇慎用。

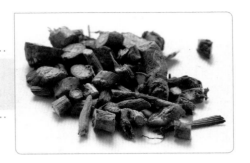

山豆根
shān dòu gēn

【别名】广豆根，苦豆根，豆根。

【药用部位】豆科植物越南槐的干燥根及根茎。

【主要产地】广西、广东、江西等地。

【制法】全年可采，以秋季采挖者为佳。除去杂质，洗净，干燥，切片生用。

【性味】苦，寒。有毒。

【归经】归肺、胃经。

【功效】清热解毒，利咽消肿。

【应用及配伍】

1. 咽喉肿痛：银花、连翘、牛蒡子、射干、玄参、桔梗、栀子等。2. 痈肿疮毒：银花、蒲公英、黄芩等。

【用法】煎服，3 ~ 6 g。外用，适量。

【注意事项】不可过服。脾胃虚寒者慎用。

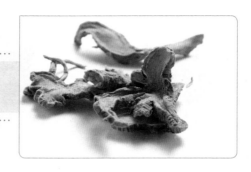

射　干
shè gàn

【别名】乌扇，蝴蝶花，扁竹。

【药用部位】鸢尾科植物射干的干燥根茎。

【主要产地】湖北、河南、江苏等地。

【制法】春初刚发芽或秋末茎叶枯萎时采挖，以秋季采收为佳。除去苗茎、须根及泥沙，洗净，晒干。切片，生用。

【性味】苦，寒。

【归经】归肺经。

【功效】清热解毒，利咽消肿，祛痰止咳。

【应用及配伍】

1. 咽喉肿痛：银花、连翘、牛蒡子、玄参、山豆根等。2. 痰热咳嗽：半夏、陈皮、生甘草、桔梗、桑白皮等。

【用法】煎服，3～9 g。

【注意事项】脾胃虚寒者及孕妇忌用。

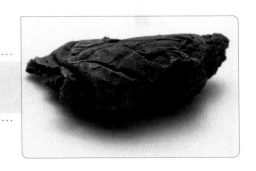

马勃
mǎ bó

【别名】灰包，灰菌。

【药用部位】灰包科真菌脱皮马勃、大马勃或紫色马勃的干燥子实体。

【主要产地】脱皮马勃主产于辽宁、甘肃、湖北等地；大马勃主产于内蒙古、河北、青海等地；紫色马勃主产于广东、广西、湖北等地。

【制法】夏、秋二季子实体成熟时及时采收，除去泥沙，干燥。除去外层硬皮，切成方块，或研成粉，生用。

【性味】辛，平。

【归经】归肺经。

【功效】清热解毒，利咽消肿，凉血止血。

【应用及配伍】

　　1.咽痛、喑哑：银花、连翘、山豆根、玄参、牛蒡子等。

　　2.吐血、衄血：生地、丹皮、赤芍等。

【用法】煎服，1.5~6 g，宜包煎。外用，适量。

【注意事项】风寒伏肺咳嗽失音者忌服用。

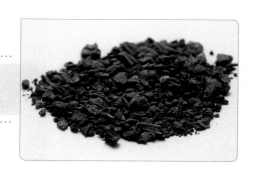

藏青果
zàng qīng guǒ

【别名】西青果。

【药用部位】使君子科植物诃子的干燥幼果。

【主要产地】西藏等地。

【制法】9~10月采收，经蒸煮后晒干即可。

【性味】苦、微甘、涩，凉。

【归经】归肺、胃经。

【功效】解毒，利咽生津。

【应用及配伍】

1.咳嗽、咽痛：薄荷、生甘草、蛇莓、丹皮、川贝等。2.阴虚白喉：生地、玄参、麦冬、川贝、白芍、甘草等。3.泄泻：藿香、大腹皮、白芷、木香、紫苏等。

【用法】煎服，3~6 g。

【注意事项】风火喉痛及中寒者忌用。

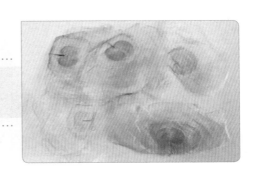

木蝴蝶
mù hú dié

【别名】千张纸，玉蝴蝶，云故纸。

【药用部位】紫葳科植物木蝴蝶的干燥成熟种子。

【主要产地】云南、广西、贵州等地。

【制法】秋、冬二季采收成熟果实，曝晒至果实开裂，取出种子，晒干。生用。

【性味】苦、甘，凉。

【归经】归肺、肝、胃经。

【功效】清热利咽，清肺止咳，疏肝和胃。

【应用及配伍】

1. 喉痹喑哑：玄参、麦冬、马勃、锦灯笼、板蓝根等。2. 肺热咳嗽：桑白皮、款冬花、桔梗等。3. 肝胃气痛：香附、青皮、柴胡、延胡索等。

【用法】煎服，1.5～3 g。

【注意事项】寒者忌用。

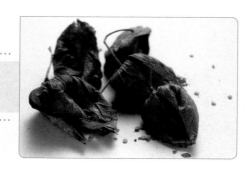

锦灯笼
jǐn dēng lóng

【别名】挂金灯，红灯笼。

【药用部位】茄科植物酸浆的干燥宿萼或带果实的宿萼。

【主要产地】全国大部地区均有生产，其中东北、华北产量大、质量好。

【制法】秋季果实成熟、宿萼呈红色或橙红色时采收，干燥。

【性味】苦，寒。

【归经】归肺经。

【功效】清热解毒，利咽消肿，止咳化痰，利湿通淋。

【应用及配伍】

1. 咽痛、喑哑：玄参、山豆根、桔梗、牛蒡子、板蓝根等。

2. 痰热咳嗽：前胡、浙贝、桔梗等。 3. 热淋：萹蓄、瞿麦、车前子、灯心草、滑石、生甘草等。

【用法】煎服，5～9g。外用，适量。

【注意事项】脾胃虚寒泄泻者及孕妇忌用。

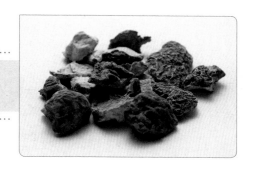

金果榄
jīn guǒ lǎn

【别名】地苦胆，山慈菇（广东、广西别名），九牛胆。

【药用部位】防己科植物青牛胆或金果榄的干燥块根。

【主要产地】广西、湖南、贵州等地。

【制法】秋、冬二季采挖，除去须根，洗净，晒干。切片，生用。

【性味】苦，寒。

【归经】归肺、大肠经。

【功效】清热解毒，利咽消肿，止痛。

【应用及配伍】

　　1. 咽喉肿痛：栀子、马勃、山豆根、甘草等。2. 痈疽疔毒：地胆、苍耳草等。3. 脘腹热痛：黄连、木香等。

【用法】煎服，3～9 g。外用，适量。

【注意事项】脾胃虚弱者慎用。

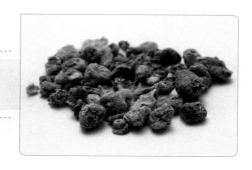

山慈菇
shān cí gū

【别名】毛慈菇，冰球子。

【药用部位】兰科植物杜鹃兰、独蒜兰或云南独蒜兰的干燥假鳞茎。前者习称"毛慈菇"，后二者习称"冰球子"。

【主要产地】四川、贵州等地。

【制法】夏、秋二季采挖，除去地上部分及泥沙，分开大小，置沸水锅中蒸煮至透心，干燥。切片或捣碎用。

【性味】甘、微辛，凉。

【归经】归肝、脾经。

【功效】清热解毒，消痈散结。

【应用及配伍】

1.痈疽疔毒：雄黄、朱砂、麝香等，如紫金锭。2.癥瘕：三棱、莪术、土鳖虫、桃仁等。3.瘿瘤：夏枯草、浙贝、柴胡等。

【用法】煎服，3~9 g。外用，适量。

【注意事项】体虚者慎用。

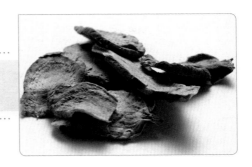

白 蔹
bái liǎn

【别名】白根，昆仑，猫儿卵。

【药用部位】葡萄科植物白蔹的干燥块根。

【主要产地】华北、华东及中南各省区。

【制法】春、秋二季采挖，除去泥沙及细根，洗净，切成纵瓣或斜片，晒干。

【性味】苦、辛，微寒。

【归经】归心、胃经。

【功效】清热解毒，收敛止血、消肿生肌。

【应用及配伍】

1. 疮痈肿毒：金银花、连翘、野菊花、蒲公英等。2. 吐血：生地、黄连、白芍、丹皮等。3. 手足皲裂：白及、大黄，外用患处。

【用法】煎服，4.5～9 g。外用，适量。

【注意事项】脾胃虚寒者不宜服。不宜与乌头类药同用。

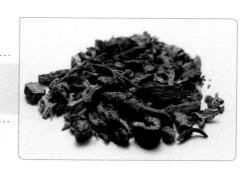

白头翁
bái tóu wēng

【别名】老翁花，翁草根，毛头花。

【药用部位】毛茛科植物白头翁的干燥根。

【主要产地】吉林、黑龙江、辽宁等地。

【制法】春、秋二季采挖，除去叶及残留的花茎和须根，保留根头白绒毛，晒干。切薄片，生用。

【性味】苦，寒。

【归经】归胃、大肠经。

【功效】清热解毒，凉血止痢。

【应用及配伍】

    1.热毒腹痛，下利脓血：黄连、黄柏、秦皮，如白头翁汤。

    2.疮痈肿毒：金银花、连翘、蒲公英、生甘草等。

【用法】煎服，9~15 g。

【注意事项】虚寒泄痢者忌服用。

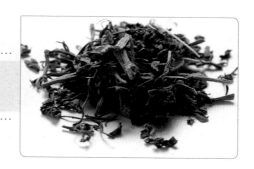

马齿苋
mǎ chǐ xiàn

【别名】长寿菜，五行草。

【药用部位】马齿苋科植物马齿苋的干燥地上部分。

【主要产地】全国大部地区均产。

【制法】夏、秋二季采收，除去残根和杂质，洗净，鲜用；略蒸或烫后晒干，切段入药。

【性味】酸，寒。

【归经】归肝、大肠经。

【功效】清热解毒，凉血止血。

【应用及配伍】

1.湿热泻痢：黄连、木香等。2.疮痈肿毒：金银花、连翘、野菊花等。3.崩漏下血：阿胶、藕节、白芍等。4.便血：地榆、槐花等。

【用法】煎服，9 ~ 15 g，鲜品 30~60 g。外用，适量捣敷患处。

【注意事项】脾胃虚寒泄泻者忌用。

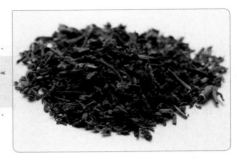

翻白草
fān bái cǎo

【别名】鸡脚爪，千锤打。

【药用部位】蔷薇科植物翻白草的带根全草。

【主要产地】全国各地均有分布，主产于河北、安徽等地。

【制法】夏、秋二季采收，未开花前连根挖取，除净泥土，晒干。生用。

【性味】苦，寒。

【归经】归胃、大肠经。

【功效】清热解毒，止痢，凉血止血。

【应用及配伍】

　　1.湿热泻痢：白芍、栀子、黄连、连翘等。2.痈肿疮毒：金银花、连翘、紫花地丁等。3.吐血：黄连、生地、丹皮、当归、连翘、甘草等。

【用法】煎服，9～15 g，鲜品30~60 g。外用，适量捣敷患处。

【注意事项】脾胃虚寒者忌用。

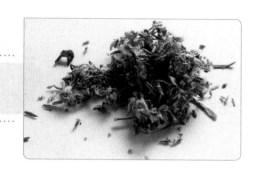

委陵菜
wěi líng cài

【别名】天青地白。

【药用部位】蔷薇科植物委陵菜的干燥全草。

【主要产地】全国大部地区均有分布，以山东、河南为最多。

【制法】春季未抽茎时采挖，除去泥沙，晒干。切段，生用。

【性味】苦，寒。

【归经】归肝、大肠经。

【功效】清热解毒，凉血止痢。

【应用及配伍】

　　1.热毒泻痢：白头翁、黄连、黄柏、秦皮、马齿苋等。2.崩漏下血：茜草、益母草等。3.血淋：大蓟、小蓟、栀子、白茅根等。4.便血：地榆、槐角等。5.痈肿疮毒：黄芩、银花、蒲公英等。

【用法】煎服，9~15 g。外用，鲜品适量，煎水洗或捣烂敷患处。

【注意事项】脾胃虚寒者忌用。

贯 众
guàn zhòng

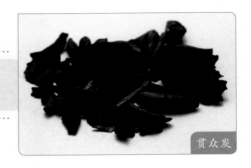

贯众炭

【别名】大贯众，管仲，东北贯仲。

【药用部位】鳞毛蕨科植物粗茎鳞毛蕨的带叶柄基部的干燥根茎。

【主要产地】黑龙江、吉林、辽宁三省山区，习称"东北贯众"或"绵马贯众"。

【制法】秋季采挖，洗净，除去叶柄及须根，晒干。切片生用或炒炭用。

【性味】苦，微寒。有小毒。

【归经】归肝、脾经。

【功效】清热解毒，杀虫；炒炭凉血止血。

【应用及配伍】

　　1. 外感温热毒邪：黄芩、黄连、板蓝根、生甘草等。2. 虫疾：乌梅、使君子、槟榔等。3. 血热之吐血，衄血，崩漏下血：炒炭用。

【用法】煎服，4.5～9 g。

【注意事项】脾胃虚寒者及孕妇慎用。不宜过服。服用本品时忌油腻。

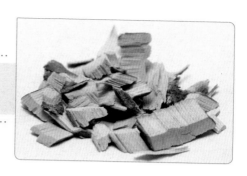

毛冬青
máo dōng qīng

【别名】细叶冬青，酸味木，茶叶冬青。

【药用部位】冬青科冬青属植物毛冬青的根、叶。

【主要产地】安徽、福建、广东、广西等地。

【制法】夏、秋采，切片，晒干。

【性味】苦，平。有小毒。

【归经】归肺、肝、大肠经。

【功效】清热解毒，活血通脉，消肿止痛。

【应用及配伍】

1. 咽喉肿痛：玄参、牛蒡子、肿节风等。2. 脱疽：银花藤、续断、当归、白芍、独活、细辛、鸡血藤、牛膝等。3. 小便不利：茯苓、泽泻等。

【用法】煎服：10~30 g。外用，适量。

【注意事项】本品有小毒，不宜大量久服。

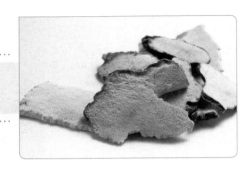

土茯苓
tǔ fú líng

【别名】禹余粮，白余粮，冷饭团。

【药用部位】百合科植物光叶菝葜的干燥块茎。

【主要产地】长江流域及南部各省均有分布。

【制法】夏、秋二季采收，除去残茎和须根，洗净，晒干；或趁鲜切成薄片，干燥。生用。

【性味】甘、淡，平。

【归经】归肝、胃经。

【功效】解毒，除湿，利关节。

【应用及配伍】

1. 杨梅毒疮：金银花、白鲜皮、威灵仙等。2. 湿疮肿毒：苦参、苍术、黄柏等。3. 杨梅结毒，初起结肿，筋骨疼痛，及因梅毒服汞剂后筋骨挛痛：薏苡仁、金银花、防风、木通、木瓜等。4. 湿热蕴肤之皮肤瘙痒：生地、赤芍、丹皮、地肤子、白鲜皮等。

【用法】煎服，15~60 g。外用，适量。

【注意事项】服药时忌茶。肝肾阴虚者慎服。

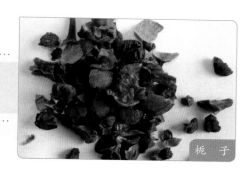

栀　子
zhī zi

栀　子

【别名】药枝子，黄荑子，山栀。

【药用部位】茜草科植物栀子的干燥成熟果实。

【主要产地】产于长江以南各省。

【制法】9~11 月果实成熟显红黄色时采收。生用、炒焦或炒炭用。

【性味】苦，寒。

【归经】归心、肺、三焦经。

【功效】清热利湿，除烦利水，凉血解毒。

【应用及配伍】

　　1. 湿热黄疸：茵陈、大黄等，如茵陈蒿汤。2. 热病心烦、躁扰不宁：淡豆豉，如栀子豉汤。3. 热淋：萹蓄、瞿麦、车前子、滑石、生甘草等，如八正散。4. 血热妄行之吐血，衄血：大蓟、小蓟、大黄、白茅根、侧柏叶等。5. 疮疡肿毒：银花、连翘、蒲公英、紫花地丁、白芷等。

【用法】煎服，6~9 g。

【注意事项】脾虚便溏者不宜用。

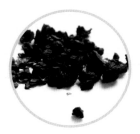

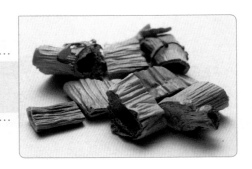

芦 根
lú gēn

【别名】芦茅根，苇根，芦菇根。

【药用部位】禾本科植物芦苇的新鲜或干燥根茎。

【主要产地】全国各地均有分布。

【制法】全年均可采挖，除去芽、须根及膜状叶。鲜用，或切后晒干用。

【性味】甘，寒。

【归经】归肺、胃经。

【功效】清热除烦，生津止渴，止呕，利尿。

【应用及配伍】

1.热病烦渴：麦冬、天花粉等。2.胃热呕哕：可单用本品水煎内服。3.肺痈：薏苡仁、冬瓜仁等，如苇茎汤。4.热淋：萹蓄、瞿麦、滑石、车前子等。

【用法】煎服，15~30 g，鲜品加倍。

【注意事项】脾胃虚寒者忌用。

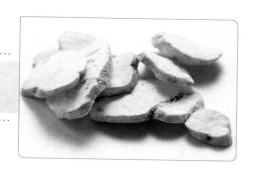

天花粉
tiān huā fěn

【别名】栝楼根，瓜蒌根。

【药用部位】葫芦科植物栝楼或双边栝楼的干燥根。

【主要产地】全国南北各地均产，以河南安阳一带产者质量较好。

【制法】秋、冬二季采挖，洗净，除去外皮，切厚片。鲜用或干燥用。

【性味】甘、微苦，微寒。

【归经】归肺、胃经。

【功效】清热消肿，生津止渴。

【应用及配伍】

1. 热病烦渴：麦冬、芦根、生地等。2. 阴虚内热之消渴：芦根、麦冬等。3. 疮疡肿毒：银花、知母、白芷、贝母、穿山甲等，如仙方活命饮。

【用法】煎服，10~15 g。

【注意事项】不宜与乌头类药同用。

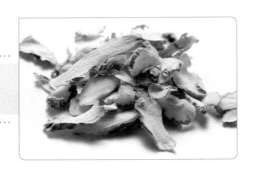

知 母
zhī mǔ

【别名】羊胡子根，蒜辫子草，山韭菜。

【药用部位】百合科植物知母的干燥根茎。

【主要产地】河北、山西及山东等地。

【制法】春、秋二季采挖，除去须根及泥沙，晒干，习称"毛知母"。或除去外皮，晒干。切片入药，生用，或盐水炙用。

【性味】苦、甘，寒。

【归经】归肺、胃、肾经。

【功效】清热润燥，生津止渴。

【应用及配伍】

　　1.肺热咳嗽：贝母、杏仁等。2.骨蒸潮热：黄柏、生地黄、山药、山茱萸、丹皮等，如知柏地黄丸。3.热病烦渴：石膏、甘草等，如白虎汤。4.阴虚内热之消渴：天花粉、葛根等，如玉液汤。

【用法】煎服，6~12 g。

【注意事项】脾虚便溏者不宜用。

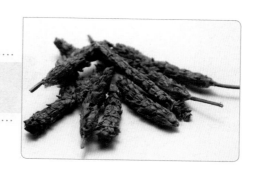

夏枯草
xià kū cǎo

【别名】棒柱头草，灯笼头草。

【药用部位】唇形科植物夏枯草的干燥果穗。

【主要产地】全国各地均产，主产于江苏、浙江、安徽等地。

【制法】夏季果穗呈棕红色时采收，除去杂质，晒干。生用。

【性味】辛、苦，寒。

【归经】归肝、胆经。

【功效】清热明目，消肿散结。

【应用及配伍】

　　1.目赤肿痛：桑叶、菊花、决明子、蝉蜕等。2.瘰疬、瘿瘤：昆布、玄参、贝母等。

【用法】煎服，9~15 g。

【注意事项】脾胃寒弱者慎用。

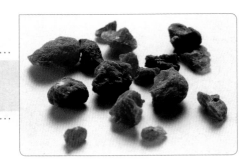

土贝母
tǔ bèi mǔ

【别名】假贝母。

【药用部位】葫芦科植物土贝母的干燥块茎。

【主要产地】河南、陕西、山西等地。

【制法】秋季采挖，洗净，掰开，煮至无白芯，取出，晒干。

【性味】苦，微寒。

【归经】归肺、脾经。

【功效】散结，消肿，解毒。

【应用及配伍】

　　1.乳痈初起：白芷、天花粉等。2.瘰疬痰核：牡蛎、夏枯草、海藻、昆布等。3.疮疡肿毒：天花粉、皂刺、薏苡仁等。

【用法】煎服，4.5~9 g。

【注意事项】本品苦寒，脾胃虚弱者慎用。

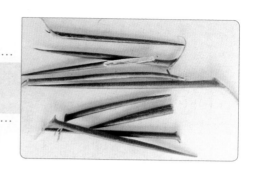

皂　刺
zào cì

【别名】皂角刺，皂荚刺，皂角针。

【药用部位】豆科皂类的干燥棘刺。

【主要产地】河北、河南等地。

【制法】全年均可采割，但以 9 月至翌年 3 月间为宜。切片，晒干。生用。

【性味】辛、咸，温。有小毒。

【归经】归肝、肺、大肠经。

【功效】溃脓消肿，祛风杀虫。

【应用及配伍】

　　1. 疮痈肿毒：浙贝、防风、当归、红花、桃仁、蒲公英。

　　2. 皮疹瘙痒：可单用本品醋煮外涂患处。

【用法】煎服，3 ~ 10 g；研末服，0.5 ~ 1 g。外用，适量醋煮外涂。

【注意事项】痈疽已溃者及孕妇忌用。

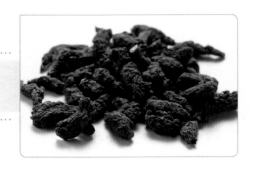

天葵子
tiān kuí zǐ

【别名】天葵草，紫背天葵，金耗子屎，夏无踪。

【药用部位】毛茛科植物天葵的干燥块根。

【主要产地】江苏、湖南、湖北等地。

【制法】夏初采挖，洗净，干燥，除去须根。

【性味】甘、苦，寒。

【归经】归肝、胃经。

【功效】清热解毒，消肿散结。

【应用及配伍】

1. 痈肿疮，毒蛇咬伤：以本品鲜品捣烂外敷患处。2. 瘰疬：象贝、牡蛎、甘草等。

【用法】煎服，9~15 g。外用，适量。

【注意事项】脾胃虚寒者慎用。

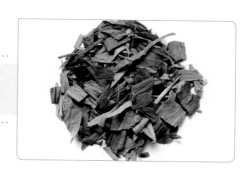

竹 叶
zhú yè

【别名】甘竹叶。

【药用部位】禾本科植物淡竹的叶。其卷而未放的幼叶，称竹叶卷心。

【主要产地】长江流域各省。

【制法】随时可采，宜用鲜品。

【性味】甘、辛、淡，寒。

【归经】归心、胃、小肠经。

【功效】清热泻火，除烦止渴，利小便。

【应用及配伍】

　　1.实热证烦渴：石膏、知母等。2.热病伤阴证：石膏、麦冬、人参、甘草、粳米等。3.心火上炎之口疮，下移小肠之小便短赤：生地、通草、生甘草梢等。

【用法】煎服，6~15 g，鲜品加倍。

【注意事项】阴虚火旺，骨蒸潮热者忌用。

淡竹叶
dàn zhú yè

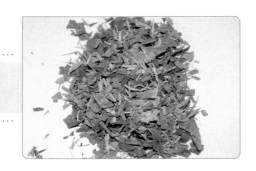

【别名】长竹叶，金竹叶。

【药用部位】禾本科植物淡竹叶的干燥茎叶。

【主要产地】长江流域至华南各地，以浙江产量大、质量优。

【制法】夏季末抽花穗前采割，晒干切段。生用。

【性味】甘、淡，寒。

【归经】归心、胃、小肠经。

【功效】清热除烦，利小便。

【应用及配伍】

　　1.热病烦渴：石膏、知母、麦冬、芦根等。2.心胃火盛之口疮、热淋：生地、通草、滑石、灯心草等。

【用法】煎服，6~9 g。

【注意事项】肾阳虚者忌用。

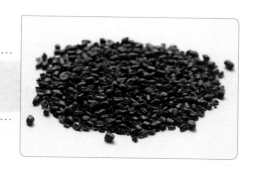

决明子
jué míng zǐ

【别名】马蹄草子，野青豆，草决明。

【药用部位】豆科植物决明或小决明的干燥成熟种子。

【主要产地】全国南北各地均有栽培，主产于安徽、广西、四川等地。

【制法】秋季采收成熟果实，晒干，打下种子，除去杂质。生用，或炒用。

【性味】甘、苦、咸，微寒。

【归经】归肝、肾、大肠经。

【功效】清热明目，润肠通便。

【应用及配伍】

1. 目赤肿痛：黄芩、菊花、青葙子、木贼等。2. 肠燥便秘：火麻仁、瓜蒌仁、松子仁等。

【用法】煎服，10~15 g。

【注意事项】气虚便溏者忌用。

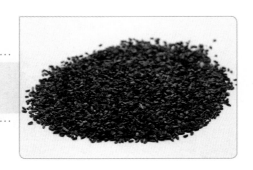

青葙子
qīng xiāng zǐ

【别名】野鸡冠花子，狗尾巴子，牛尾巴花子。

【药用部位】苋科植物青葙的干燥成熟种子。

【主要产地】我国中部及南部各省。

【制法】秋季果实成熟时采割植株或摘取果穗，晒干，收集种子，去除杂质。生用。

【性味】苦，微寒。

【归经】归肝、脾经。

【功效】清肝泻火，明目退翳。

【应用及配伍】

1.肝火上扰清窍之眩晕：石决明、栀子、夏枯草等。2.肝经热盛之目赤：决明子、菊花、茺蔚子。

【用法】煎服，10~15 g。

【注意事项】本品有扩散瞳孔作用，青光眼患者忌用。

寒水石
hán shuǐ shí

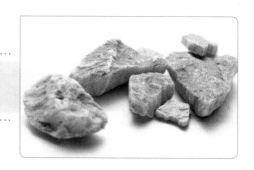

【别名】凝水石。

【药用部位】硫酸盐类矿物芒硝的天然晶体。

【主要产地】山西、河北等地。

【制法】全年可采，采挖后，去净泥沙、杂石。研碎生用，或煅用。

【性味】辛、咸，寒。

【归经】归心、胃、肾经。

【功效】清热解毒。

【应用及配伍】

　　1.热病烦渴：*石膏、滑石，如三石汤*。2.疮痈肿毒：**本品
　　煅用，与青黛等分研末，香油调搽患处。**

【用法】煎服，10~15 g，宜先煎。外用，适量。

【注意事项】脾胃虚寒者忌用。

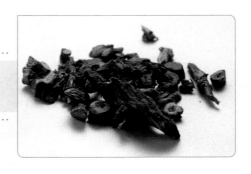

黄 芩
huáng qín

【别名】黄金茶，九龙茶，子芩。

【药用部位】唇形科植物黄芩的干燥根。

【主要产地】河北、山西、内蒙古等地。

【制法】春、秋两季采挖，去除须根及泥沙，晒后撞去粗皮，蒸透或开水润透切片，晒干。生用、酒炙或炒炭用。

【性味】苦，寒。

【归经】归肺、胆、脾、胃、大肠、小肠经。

【功效】清热燥湿，泻火解毒，止血，安胎。

【应用及配伍】

1. 湿温证：滑石、白豆蔻、通草等，如黄芩滑石汤。2. 湿热黄疸：茵陈、栀子。3. 疮痈肿毒：黄连、黄柏、栀子，如黄连解毒汤。4. 吐血、衄血等血证：大黄，如大黄汤。

5. 血热之胎动不安：生地黄、黄柏等。

【用法】煎服，3~9 g。

【注意事项】脾胃虚寒者不宜使用。

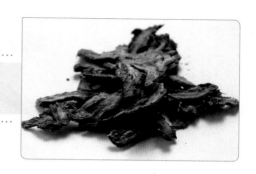

黄　连
huáng lián

【别名】味连，雅连，云连。

【药用部位】毛茛科植物黄连、三角叶黄连或云连的干燥根茎。以上三种分别可称为"味连""雅连""云连"。

【主要产地】四川、云南、湖北等地。

【制法】秋季采挖，除去须根及泥沙，干燥。生用或清炒、姜汁炙、酒炙、吴茱萸水炙用。

【性味】苦，寒。

【归经】归心、脾、胃、胆、大肠经。

【功效】清热燥湿，泻火解毒。

【应用及配伍】

1.湿滞中焦：黄芩、干姜、半夏，如半夏泻心汤。2.湿热泻痢：葛根、黄芩等，如葛根黄芩黄连汤。3.疮痈疖肿：黄芩、黄柏、栀子，如黄连解毒汤。4.胃火炽盛之消渴：麦冬、生地等。

【用法】煎服，2~5 g。外用，适量。

【注意事项】脾胃虚寒及阴虚津伤者忌用。

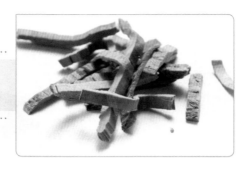

黄 柏
huáng bǎi

【别名】灰皮树，黄山刺，黄柏皮。

【药用部位】芸香科植物黄皮树或黄檗的干燥树皮。前者习称"川黄柏"，后者习称"关黄柏"。

【主要产地】川黄柏主产于四川、贵州、湖北等地，关黄柏主产于辽宁、吉林、河北等地。

【制法】清明之后剥取树皮，除去粗皮、晒干压平；润透，切片或切丝。生用或盐水炙、炒炭用。

【性味】苦，寒。

【归经】归肾、膀胱、大肠经。

【功效】清热燥湿，泻火除蒸，解毒消肿。

【应用及配伍】

1. 下焦湿热之热淋：萆薢、茯苓、车前子等，如萆薢分清饮。2. 湿热泻痢：黄连、白头翁、秦皮等，如白头翁汤。3. 阴虚火旺之骨蒸劳热：知母、生地、山药、山茱萸等，如知柏地黄丸。4. 疮痈肿毒：黄芩、黄连、栀子，如黄连解毒汤。

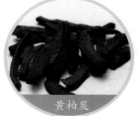

黄柏炭

【用法】煎服，3~12 g。

【注意事项】脾胃虚寒者忌用。

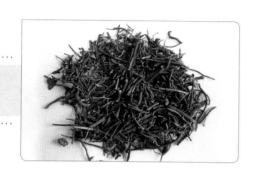

龙胆草
lóng dǎn cǎo

【别名】关龙胆，坚龙胆。

【药用部位】龙胆科植物条叶龙胆、龙胆、三叶龙胆或坚龙胆的干燥根及根茎。前三种习称"龙胆"，后一种习称"坚龙胆"。

【主要产地】各地均有分布，以东北产量最大，故习称"关龙胆"。

【制法】春、秋二季采挖，洗净，晒干，切段。生用。

【性味】苦，寒。

【归经】归肝、胆经。

【功效】清热燥湿泻火。

【应用及配伍】

1.湿热黄疸：茵陈、栀子等。2.下焦湿热证：黄芩、栀子、泽泻、车前子等。3.肝经热盛证：柴胡、栀子等。

【用法】煎服，3~6 g。

【注意事项】脾胃寒者不宜用，阴虚津伤者慎用。

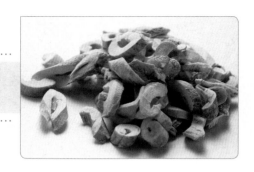

白鲜皮
bái xiān pí

【别名】藓皮，臭根皮。

【药用部位】芸香科植物白鲜的干燥根皮。

【主要产地】辽宁、河北、四川等地。

【制法】春、秋二季采挖根部，除去泥沙及粗皮，剥取根皮，切片，干燥。生用。

【性味】苦，寒。

【归经】归脾、胃、膀胱经。

【功效】清热燥湿，祛风解毒。

【应用及配伍】

  1.湿疮：苍术、苦参等。2.疥癣：苦参、地肤子等。

【用法】煎服，4.5~9 g。

【注意事项】脾胃虚寒者慎用。

凤眼草
fèng yǎn cǎo

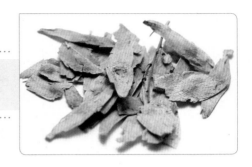

【别名】椿荚、凤眼子、臭椿子、春铃子。

【药用部位】苦木科植物臭椿的果实。

【主要产地】全国大部分地区均产。

【制法】秋末果熟时采果，除去果柄，晒干。

【性味】苦，凉。

【归经】归胃、大肠、小肠经。

【功效】燥湿，止血，止痢。

【应用及配伍】

> 1. 便血：地榆等。2. 尿血：小蓟、栀子、当归、淡竹叶、滑石、甘草等。3. 痢疾：葛根、黄芩、黄连、甘草、秦皮等。4. 带下：金银花、黄柏等。

【用法】煎服，3~9 g。外用，适量水煎外洗。

【注意事项】血证属寒证者慎用。

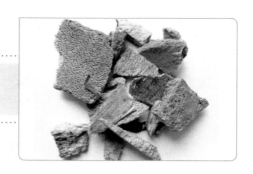

椿 皮
chūn pí

【别名】椿根皮，椿白皮。

【药用部位】苦木科植物臭椿的根皮或树皮。

【主要产地】山东、辽宁、河南、安徽等地。

【制法】全年可采，剥下根皮或干皮，刮上层粗皮，晒干、切段或切丝。生用或麸炒用。

【性味】苦、涩，寒。

【归经】归大肠、肝经。

【功效】清热燥湿，收敛止带，止泻，止血。

【应用及配伍】

1. 赤白带下：黄柏等。2. 久泻久痢，湿热泻痢：①久泻久痢：诃子、母丁香等，如黎勒丸；②湿热泻痢：地榆等。

3. 崩漏，便血、痔血：①崩漏：黄芩、黄柏、白芍等；②便血痔血：侧柏叶、升麻、白芍等。

【用法】煎服，6~9 g。外用，适量。

【注意事项】肝胃寒者慎用。

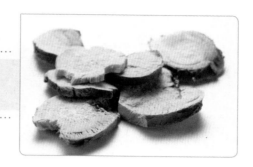

苦　参
kǔ shēn

【别名】野槐根，地参，牛参。

【药用部位】豆科植物苦参的干燥根。

【主要产地】我国各地均产。

【制法】春、秋二季采挖，除去根头及小须根，洗净，干燥；或趁鲜切片，干燥。生用。

【性味】苦，寒。

【归经】归心、肝、胃、大肠、膀胱经。

【功效】清热燥湿，杀虫。

【应用及配伍】

1. 湿热泻痢：木香，如香参丸。2. 湿疹、湿疮：黄柏、蛇床子，水煎外洗。3. 疥癣：硫黄、枯矾，外用患处。

【用法】煎服，4.5~9 g。外用，适量。

【注意事项】脾胃虚寒者忌用，反藜芦。

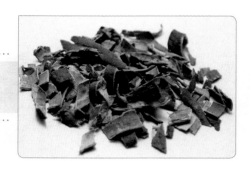

秦 皮
qín pí

【别名】白芯木，蜡树皮，秦白皮。

【药用部位】木犀科植物苦枥白蜡树、白蜡树、尖叶白蜡树或宿柱白蜡树的干燥枝皮或干皮。

【主要产地】吉林、辽宁、河南等地。

【制法】春、秋二季剥取，晒干。生用。

【性味】苦、涩，寒。

【归经】归肝、胆、大肠经。

【功效】清热燥湿，收涩，明目。

【应用及配伍】

1. 湿热泻痢：白头翁、黄连、黄柏等，如白头翁汤。2. 目赤肿痛：栀子、淡竹叶，如秦皮汤。

【用法】煎服，6~12 g。

【注意事项】脾胃虚寒者忌用。

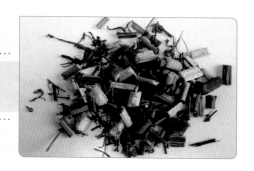

青 蒿
qīng hāo

【别名】苦蒿，香蒿，黄香蒿。

【药用部位】菊科植物黄花蒿的干燥地上部分。

【主要产地】全国大部地区均有分布。

【制法】夏秋季花将开时采割，除去老茎。鲜用或阴干，切段生用。

【性味】苦，辛，寒。

【归经】归肝、胆、肾经。

【功效】清虚热，除骨蒸，解暑，截疟。

【应用及配伍】

　　1.温病后期，阴虚发热：鳖甲、生地、知母、丹皮等。2.骨蒸劳热：银柴胡、胡黄连、秦艽、地骨皮、鳖甲等。3.外感暑热：银花、连翘、西瓜翠衣、丝瓜络、荷叶等。4.疟疾：黄芩、竹茹、半夏、枳壳、滑石等。

【用法】煎服，5～12 g，宜后下。

【注意事项】脾胃虚弱，泄泻者忌服。

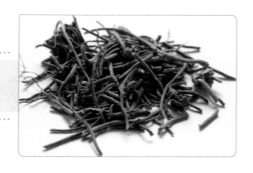

白　薇
bái wēi

【别名】老君须，婆婆针线包，芒草。

【药用部位】萝藦科植物白薇或蔓生白薇的干燥根及根茎。

【主要产地】我国南北各省均有分布。

【制法】春、秋二季采挖，洗净，干燥。切段，生用。

【性味】苦、咸，寒。

【归经】归胃、肝、肾经。

【功效】清热凉血，利水通淋，消肿解毒。

【应用及配伍】

　　　1. 阴虚发热：青蒿、地骨皮、知母、秦艽、玄参等。2. 阴虚外感：玉竹、豆豉、桔梗、生葱白等。3. 血淋：大蓟、小蓟、灯心草、滑石、生甘草等。4. 咽喉肿痛：银花、连翘、桔梗、马勃、板蓝根等。

【用法】煎服，4.5 ~ 9 g。

【注意事项】脾胃虚寒者不宜服用。

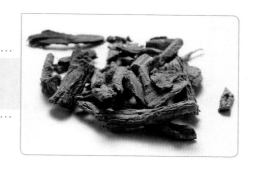

地骨皮
dì gǔ pí

【别名】杞根，地辅，荃皮。

【药用部位】茄科植物枸杞或宁夏枸杞的干燥根皮。

【主要产地】我国南北各地。

【制法】初春或秋后采挖根部，洗净，剥取根皮，晒干，切段入药。

【性味】甘，寒。

【归经】归肺、肝、肾经。

【功效】清热除蒸，清肺降火，凉血。

【应用及配伍】

1.肝肾阴虚内热之有汗骨蒸：秦艽、鳖甲、知母、青蒿等。

2.肺火内郁之咳嗽：桑白皮、甘草、粳米等。3.血热之吐血、衄血：大蓟、小蓟、茜草根、侧柏叶等。

【用法】煎服，9～15 g。

【注意事项】外感风寒及脾气虚弱者忌用。

银柴胡
yín chái hú

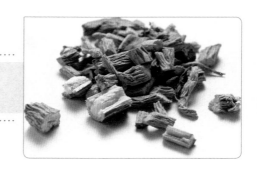

【别名】山菜根，山马踏菜根，白根子。

【药用部位】石竹科植物银柴胡的干燥根。

【主要产地】我国西北部及内蒙古等地。

【制法】春、夏间植株萌发或秋后茎叶枯萎时采挖，除去残茎、须根及泥沙，晒干。切片，生用。

【性味】甘，微寒。

【归经】归肝、胃经。

【功效】清热除蒸，除疳热。

【应用及配伍】

　　1.虚热骨蒸：胡黄连、青蒿、鳖甲、地骨皮、知母等。2.疳积发热：胡黄连、鸡内金、栀子等。

【用法】煎服，3~9g。

【注意事项】外感风寒及血虚者忌用。

胡黄连
hú huáng lián

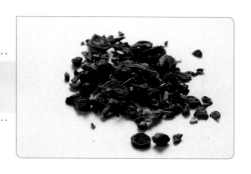

【别名】割孤露泽，胡连。

【药用部位】玄参科植物胡黄连的干燥根茎。

【主要产地】云南、西藏。

【制法】秋季采挖，除去须根及泥沙，晒干。切薄片或用时捣碎。

【性味】苦，寒。

【归经】归心、肝、胃、大肠经。

【功效】清热除蒸，除疳热，清湿热。

【应用及配伍】

　　1. 虚热骨蒸：银柴胡、知母、青蒿、鳖甲、地骨皮等。2. 疳积发热：神曲、麦芽、肉豆蔻、木香、槟榔等。3. 湿热痢：白芍、当归、黄连、木香、炙甘草等。

【用法】煎服，1.5 ~ 9 g。

【注意事项】脾胃虚寒者慎用。

淡秋石
dàn qiū shí

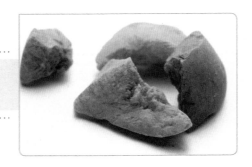

【别名】秋丹石。

【主要产地】安徽等地。

【制法】古时用石膏浸入童便中制成。现用人中白浸去咸臭，晒干，研成粉，再加白及用水拌和，制成方块。

【性味】咸，寒。

【归经】归肺、肾经。

【功效】滋阴退热。

【应用及配伍】

1.骨蒸劳热：青蒿、鳖甲等。2.虚热咽痛：熟地、天冬、石斛等。3.口疮：冰片、青黛、灯芯草、珍珠粉、生甘草等。

【用法】内服，5~10 g。

【注意事项】孕妇慎用。

生地黄
shēng dì huáng

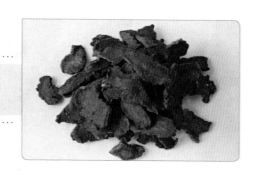

【别名】野地黄，野生地，蜜罐子。

【药用部位】玄参科植物地黄新鲜或干燥块根。

【主要产地】河南、河北、内蒙古等地。为"四大怀药"之一。全国大部分地区有栽培。

【制法】秋季采挖，去除芦头、须根及泥沙。鲜用，或干燥生用。前者习称"鲜地黄"，后者习称"生地黄"。

【性味】甘、苦，寒。

【归经】归心、肝、肾经。

【功效】清热凉血，养阴，生津。

【应用及配伍】

1. 温热病热入营血：银花、连翘、玄参、麦冬等，如清营汤。2. 骨蒸劳热：知母、地骨皮、山茱萸、丹皮等。3. 阴伤烦渴：沙参、麦冬、玉竹等，如益胃汤。4. 肠燥便秘：玄参、麦冬，如增液汤。

【用法】煎服，9~15 g。

【注意事项】脾虚湿滞者不宜使用。

地黄炭

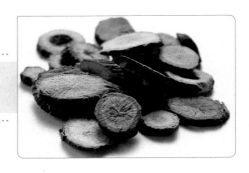

赤 芍
chì sháo

【别名】芍药根，山芍药，草芍药。

【药用部位】毛茛科植物赤芍或川赤芍的干燥根。

【主要产地】全国大部分地区均产。

【制法】春、秋二季采挖，除去根茎、须根及泥沙，晒干，切片。生用，或炒用。

【性味】苦，微寒。

【归经】归肝经。

【功效】清热凉血，散瘀止痛。

【应用及配伍】

　　1.温病热入血分之发斑：水牛角、生地、玄参、栀子、黄芩等。2.目赤肿痛：荆芥、黄芩、防风、柴胡、川芎等。3.瘀血内阻胞宫之闭经，癥瘕：当归、川芎、蒲黄、五灵脂等。

【用法】煎服，6~12 g。

【注意事项】血寒之闭经者不宜用。反藜芦。

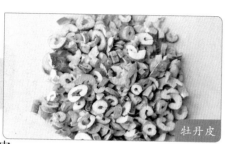
牡丹皮

牡丹皮
mǔ dān pí

【别名】粉丹皮，刮丹皮，凤丹皮。

【药用部位】毛茛科植物牡丹干燥根皮。

【主要产地】安徽、山东等地。

【制法】秋季采挖根部，除去细根，剥取根皮，晒干。生用、炒用或酒炙用。

【性味】苦、辛，微寒。

【归经】归心、肝、肾经。

【功效】清热凉血，活血化瘀。

【应用及配伍】

1.温病热入血分之发斑：水牛角、生地、赤芍、玄参、栀子、黄芩等。2.血热之吐血、衄血：大蓟、小蓟、侧柏叶、白茅根、茜草根等。3.阴虚发热之无汗骨蒸：青蒿、鳖甲、生地等，如青蒿鳖甲汤。4.瘀血内阻胞宫之闭经：桃仁、川芎、当归、香附等。

【用法】煎服，6~12 g。

【注意事项】虚证、寒证及月经过多者、孕妇不宜用。

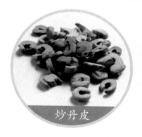
炒丹皮

丹皮炭

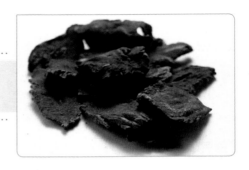

玄 参
xuán shēn

【别名】山玄参，山当归，元参。

【药用部位】玄参科植物玄参的干燥根。

【主要产地】我国长江流域及陕西、福建等地，野生、家种均有。

【制法】冬季茎叶枯萎时采挖。除去根茎、幼芽、须根及泥沙，晒或烘至半干，堆放3~6天，反复数次至干燥。切片，生用。

【性味】甘、苦、咸，微寒。

【归经】归肺、胃、肾经。

【功效】清热解毒，养阴凉血，软坚。

【应用及配伍】

　　1.温病热入营分：生地、丹参、银花、连翘、麦冬等，如清营汤。2.咽喉肿痛：黄芩、黄连、连翘、板蓝根、马勃等。3.阴虚咳嗽：生地、熟地、白芍、百合、贝母、桔梗等。4.肠燥便秘：生地、麦冬，如增液汤。5.瘰疬：海藻、浙贝、牡蛎、夏枯草等。

【用法】煎服，9~15 g。

【注意事项】脾胃虚寒者不宜服用。反藜芦。

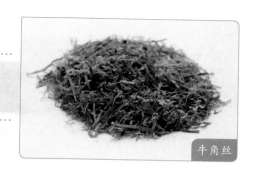

水牛角
shuǐ niú jiǎo

牛角丝

【别名】沙牛角。

【药用部位】牛科动物水牛的角。

【主要产地】华南、华东地区。

【制法】取角后，水煮，除去角塞，干燥，镑片或锉成粗粉。生用，或制为浓缩粉用。

【性味】苦、咸，寒。

【归经】归心、肝、胃经。

【功效】清热凉血，解毒，凉肝定惊。

【应用及配伍】

1.温病热入血分：金银花、连翘、黄芩、板蓝根、石膏、玄参等。2.血热发斑：生地、丹皮、赤芍、玄参等。3.疮痛肿毒：银花、连翘、黄芩、蒲公英等。4.肝经热盛之中风：羚羊角、钩藤、菊花、珍珠母等。

【用法】镑片或粗粉煎服，15~30 g，宜先煎3小时以上。

【注意事项】脾胃虚寒者忌用。

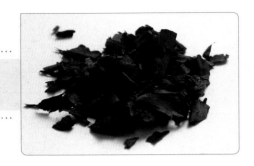

紫 草
zǐ cǎo

【别名】硬紫草，红紫草，紫草根。

【药用部位】紫草科植物新疆紫草、紫草或内蒙紫草的干燥根，依次称为"软紫草""硬紫草"和"内蒙紫草"。

【主要产地】软紫草主产于新疆、西藏；硬紫草主产于东北、河北、河南等地；内蒙紫草主产于内蒙古、甘肃。

【制法】春、秋二季采挖，除去泥沙，干燥。生用。

【性味】甘、咸，寒。

【归经】归心，肝经。

【功效】清热解毒，凉血活血，透疹。

【应用及配伍】

1. 血热毒盛，斑疹紫暗：赤芍、蝉蜕、甘草等。2. 热毒内盛之麻疹不透：牛蒡子、山豆根、连翘等。3. 疮痈肿毒：黄芩、银花、连翘、紫花地丁等。

【用法】煎服，5~9 g。外用，适量熬膏或用植物油浸泡涂搽。

【注意事项】脾胃虚弱、泄泻者忌用。

土大黄
tǔ dà huáng

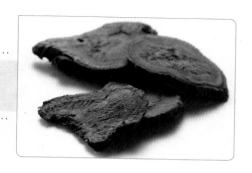

【别名】金不换，化雪莲，红筋大黄，止血草，血三七。

【药用部位】蓼科酸模属植物土大黄的根叶。

【主要产地】江苏、四川、福建、贵州等地。

【制法】根：秋季采挖，洗净，切片，晒干或鲜用。叶：随时采用。

【性味】辛、苦，凉。

【归经】归肺、脾、大肠经。

【功效】清热解毒，化瘀止血，杀虫。

【应用及配伍】

1.痄腮：鲜土大黄根、鲜天葵根各适量，酒糟少许，捣烂外敷患处。2.肺痨咯血：百合、冰糖等，水煎内服。3.痔疾：五倍子，水煎坐浴。4.癣：土大黄根以石灰水浸2小时，以醋磨搽涂患处。

【用法】煎服，10～15 g。外用，适量。

【注意事项】脾胃虚弱、泄泻者慎服。不可过量服用。

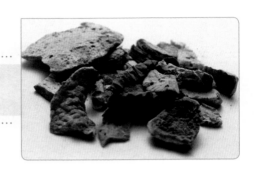

白药子
bái yào zǐ

【别名】白药脂，白药根。

【药用部位】防己科千金藤属植物头花千金藤的块根。

【主要产地】广东、广西、四川、湖南、湖北等地。

【制法】全年可采，宜于秋末冬初采收，除去须根，洗净泥土，切片晒干。

【性味】苦，寒。

【归经】归肺、脾、肾经。

【功效】清热解毒，凉血止血，散瘀消肿。

【应用及配伍】

1. 咽喉肿痛：龙脑、马勃、板蓝根、玄参等。2. 衄血：生地黄汁、生藕汁、生姜汁。3. 热痈肿毒：鲜品捣烂外敷。

【用法】煎服，9～15 g。外用，适量研末外敷。

【注意事项】无热证及无瘀血内阻者慎用。

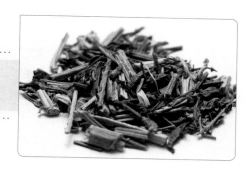

马鞭草
mǎ biān cǎo

【别名】铁马鞭，铁马莲，铁扫手，白马鞭，苦练草。

【药用部位】马鞭草科植物马鞭草的全草。

【主要产地】湖北、广西、贵州等地。

【制法】6~10月花开时采割，除去杂质，切段，晒干。

【性味】苦，凉。

【归经】归肝、脾经。

【功效】清热解毒，活血散瘀，利水消肿。

【应用及配伍】

1. 疮痈肿毒：马齿苋等，均用鲜品，捣烂外敷患处。2. 外感发热：羌活、青蒿等。3. 气滞血瘀之闭经：郁金、元胡等。

4. 气血郁滞之痛经：益母草、香附、当归、川芎、桃仁等。

5. 热淋：车前草、金钱草、滑石等。6. 水肿：车前子、猪苓、白术、泽泻等。

【用法】煎服，15~30 g，鲜品加倍。

【注意事项】孕妇慎服。

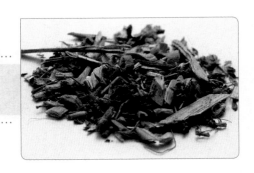

龙 葵
lóng kuí

【别名】苦葵，天茄子，黑茄子。

【药用部位】茄科植物龙葵的全草。

【主要产地】全国大部分地区均产。

【制法】夏、秋采收，晒干。

【性味】苦，寒。

【归经】归肺、膀胱经。

【功效】解毒，利水，活血消肿。

【应用及配伍】

> 1. 疮痈肿毒：紫花地丁、蒲公英、野菊花等。2. 水肿：通草、车前草、泽泻、茯苓、白术等。3. 跌打扭伤：本品鲜品捣烂外敷。

【用法】煎服，15~30 g。外用，适量捣烂外敷。

【注意事项】脾胃虚寒者慎服。

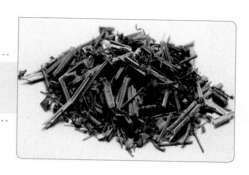

荔枝草
lì zhī cǎo

【别名】雪见草，雪里青，野芝麻，野薄荷，蛤蟆草。

【药用部位】唇形科鼠尾草属植物荔枝草的全草。

【主要产地】山东、安徽、四川、河南等地。

【制法】春夏采收，洗净，切细，鲜用或晒干。

【性味】苦、辛，凉。

【归经】归肺、胃经。

【功效】解毒，利水消肿，凉血。

【应用及配伍】

1. 咽喉肿痛：薄荷、山豆根、玄参等。2. 痈肿：本品鲜品与酒酿糟同捣烂，外敷患处。3. 水肿：车前草等。4. 血证：① 咯血：青黛、海蛤壳、栀子等；② 吐血：黄连、丹皮、生地等；③ 尿血：大蓟、小蓟、白茅根、藕节等。

【用法】煎服，9 ~ 30 g。

【注意事项】寒证者慎用。

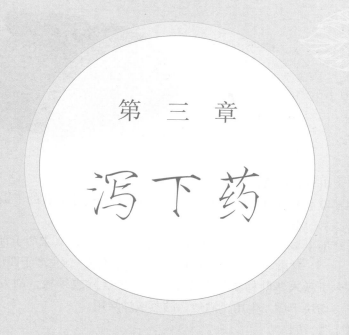

第 三 章

泻下药

　　凡能攻积、逐水，引起腹泻或润肠通便的药物，称为泻下药。

　　泻下药为沉降之品，主归大肠经，主要功效可分为三点：一为通利大便，以排除肠道内的宿食积滞或燥屎；二为清热泻火，使实热壅滞通过泻下而解除；三为逐水退肿，使水邪从大小便排出，以达到驱除停饮、消退水肿的目的。主要用于治疗大便秘结、胃肠积滞、实热内结及水肿内停等里实证。

大 黄
dà huáng

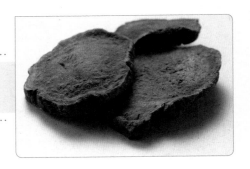

【别名】川军，锦纹，将军。

【药用部位】蓼科植物掌叶大黄、唐古特大黄或药用大黄的干燥根及根茎。

【主要产地】掌叶大黄和唐古特大黄药材称"北大黄"，主产于青海、甘肃等地；药用大黄药材称"南大黄"，主产于四川。

【制法】于秋末茎叶枯萎或次春发芽前采挖。除去须根，刮去外皮切块干燥。生用、酒炒、酒蒸或炒炭用。

【性味】苦，寒。

【归经】归脾、胃、大肠、肝、心包经。

【功效】清热攻下，泻火解毒；炒炭：凉血逐瘀。

【应用及配伍】

1.积滞便秘：①实热积滞：芒硝、枳实、厚朴，如大承气汤；②热结津伤：麦冬、生地、玄参等，如增液承气汤；③阳虚冷积：附子、干姜、人参等，如温脾汤。2.热毒内盛之疮痈肿毒：银花、连翘、蒲公英、紫花地丁等。3.血热妄行之血证：黄连、黄芩，如泻心汤。4.瘀血内阻胞宫：桃仁、红花、当归、川芎等。

【用法】煎服，3~30 g。

【注意事项】虚证者慎用。孕妇及月经期、哺乳期妇女均忌用。

大黄炭

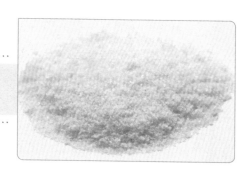

芒 硝
máng xiāo

【别名】朴硝，牙硝。

【药用部位】含硫酸钠的天然矿物经精制而成的结晶体。主成分为含水硫酸钠（$Na_2SO_4 \cdot 10H_2O$）。

【主要产地】河北、河南、山东等地。

【制法】将天然产品用热水溶解，滤过，放冷析出结晶，通称"皮硝"。再取萝卜洗净切片，置锅内加水与皮硝共煮，取上层液，放冷析出结晶，即芒硝。以青白色、透明块状结晶、清洁无杂质者为佳。芒硝经风化失去结晶水而成白色粉末称玄明粉（元明粉）。

【性味】咸、苦，寒。

【归经】归胃、大肠经。

【功效】清热泻下；外用消肿软坚。

【应用及配伍】

1.积滞便秘：大黄、枳实、厚朴、火麻仁等。2.疮痈肿痛：可单以本品外用或与其他清热解毒药共用。

【用法】6～12 g，入煎剂宜冲服。外用，适量。

【注意事项】孕妇及哺乳期妇女忌用。不宜与三棱同用。

芦 荟
lú huì

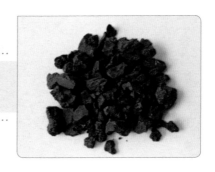

【别名】龙角，油葱。

【药用部位】百合科植物库拉索芦荟及好望角芦荟或其他同属近缘植物叶的汁液经浓缩的干燥物。

【主要产地】库拉索芦荟主产于非洲北部及南美洲的西印度群岛，我国云南、广东、广西等地有栽培，药材称"老芦荟"，质量较好；好望角芦荟主产于非洲南部地区，药材称"新芦荟"。

【制法】全年可采，割取植物的叶片，收集流出的液，置锅内熬成稠膏，倾入容器，冷却凝固，即得。

【性味】苦，寒。

【归经】归肝、胃、大肠经。

【功效】泻下通便，清肝泻火，杀虫。

【应用及配伍】

1.肝经火盛之便秘、抽搐：龙胆草、大黄、黄芩、黄连、栀子、青黛等。2.疳积：神曲、麦芽、人参、白术、茯苓、黄连等。

【用法】2～5g。外用，适量。

【注意事项】脾胃虚弱者及孕妇忌用。

番泻叶
fān xiè yè

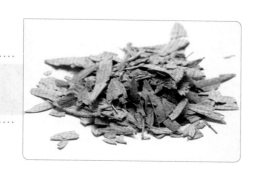

【别名】泻叶，泡竹叶。

【药用部位】豆科植物狭叶番泻或尖叶番泻的干燥小叶。

【主要产地】狭叶番泻主产于印度、埃及和苏丹；尖叶番泻主产于埃及，我国广东、广西及云南亦有栽培。

【制法】通常于9月采收。晒干。生用。

【性味】甘、苦，寒。

【归经】归大肠经。

【功效】清热泻下。

【应用及配伍】

热结便秘：可单用本品泡服或与枳实、厚朴同用煎服。

【用法】煎服，2~6 g。

【注意事项】孕妇及月经期、哺乳期妇女忌用。

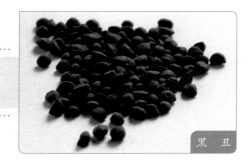

黑 丑

牵牛子
qiān niú zǐ

【别名】黑丑，白丑。

【药用部位】旋花科植物裂叶牵牛或圆叶牵牛的干燥成熟种子。

【主要产地】全国大部分地区均产。

【制法】秋末果实成熟、果壳未开裂时采收，晒干。生用或炒用，用时捣碎。

【性味】苦，寒。有毒。

【归经】归肺、肾、大肠经。

【功效】峻下逐水，杀虫。

【应用及配伍】

1. 胸腹积水，水肿，鼓胀：甘遂、大戟、芫花、茯苓皮、生姜皮等。2. 虫积：槟榔、使君子等，研末。

【用法】内服，3~6 g。

【注意事项】孕妇忌用。不可与巴豆、巴豆霜同用。

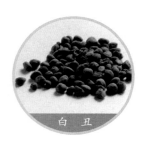

白 丑

甘 遂
gān suí

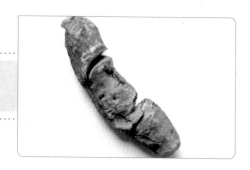

【别名】苦泽，甘泽，肿手花根。

【药用部位】大戟科植物甘遂的干燥块根。

【主要产地】陕西、河南、山西等地。

【制法】春季开花前或秋末茎叶枯萎后采挖，除去外皮，晒干。生用或醋炙用。

【性味】苦，寒。有毒。

【归经】归肺、肾、大肠经。

【功效】峻下泻水，涤痰逐水，散结消肿。

【应用及配伍】

1.饮停胸胁之悬饮、支饮：大戟、芫花、大枣等。2.水肿、鼓胀：大黄、大戟、芫花、牵牛子等。3.风痰癫痫：以本品为末，入猪心煨后，与朱砂末为丸服。4.疮痈肿毒：芫花、黄芩、黄连等，外用。

【用法】0.5～1.5 g，炮制后多入丸、散用。外用，适量。

【注意事项】虚弱者及孕妇忌用。不宜与甘草同用。

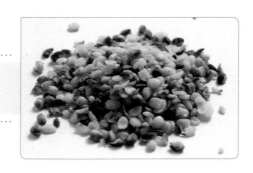

火麻仁
huǒ má rén

【别名】花麻子，野大麻，大火麻。

【药用部位】桑科植物大麻的干燥成熟果实。

【主要产地】山东、河北、黑龙江等地。

【制法】秋季果实成熟时采收，除去杂质，晒干。生用或炒用，用时打碎。

【性味】甘，平。

【归经】归脾、胃、大肠经。

【功效】润肠通便。

【应用及配伍】

　　　　阴虚肠燥便秘：大黄、枳实、厚朴、瓜蒌仁、郁李仁等。

【用法】煎服，9～15 g。

【注意事项】脾胃虚寒、泄泻者忌用。

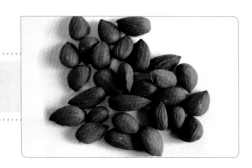

郁李仁
yù lǐ rén

【别名】郁子，郁里仁，李仁肉。

【药用部位】蔷薇科植物欧李、郁李或长柄扁桃的干燥成熟种子。前二种习称"小李仁"，后一种习称"大李仁"。

【主要产地】内蒙古、河北、辽宁等地。

【制法】夏、秋二季采收成熟果实，除去果肉及核壳，取出种子，干燥。生用，去皮捣碎用。

【性味】辛、苦、甘，平。

【归经】归脾、大肠、小肠经。

【功效】润肠通便，利水消肿。

【应用及配伍】

　　1. 肠燥便秘：桃仁、杏仁、松子仁、柏子仁、枳实、火麻仁等。2. 水肿：桑白皮、泽泻、车前草等。

【用法】煎服，6～9 g。

【注意事项】孕妇慎用。

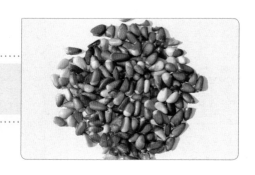

松子仁
sōng zǐ rén

【别名】松子，海松子。

【药用部位】松科植物红松等的干燥成熟种仁。

【主要产地】东北。

【制法】于果实成熟后采收，晒干，去硬壳取出种子。

【性味】甘，温。

【归经】归肺、肝、大肠经。

【功效】润肠通便，润肺止咳。

【应用及配伍】

　　1.肠燥便秘：火麻仁、郁李仁、柏子仁等。2.肺燥干咳：枇杷叶、蜂蜜等。

【用法】煎服，5～10 g。

【注意事项】脾虚便溏、湿痰者忌用。

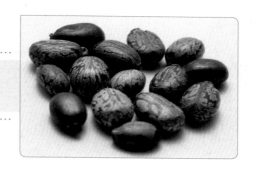

蓖麻子
bì má zǐ

【别名】杜麻，草麻，勒菜。

【药用部位】大戟科植物蓖麻的干燥成熟种子。

【主要产地】全国大部分地区均产。

【制法】秋季采摘成熟果实，除去杂质，晒干，除去果壳，收集
种子。

【性味】甘、辛，平。有毒。

【归经】归肺、大肠经。

【功效】消肿拔毒，泻下通滞。

【应用及配伍】

　　1. 痈疽肿毒：与松香同研末外敷患处。2. 便秘：火麻仁、
枳实、厚朴、松子仁、大黄等。

【用法】外用，适量捣烂敷患处。或入丸散。

【注意事项】腹泻者及孕妇忌用。

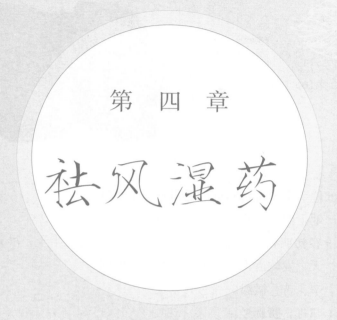

第 四 章

祛风湿药

　　凡能祛除风寒湿邪、治疗风湿痹证的药物，称为祛风湿药。

　　祛风湿药辛散祛风，苦燥除湿，性温或凉，能祛除关节、经络等处的风寒湿邪，达到舒筋、通络、通痹止痛的目的。或有补肝肾、强筋骨的作用，主要用于治疗关节疼痛，肌肉麻木，肢体重着，肢体重着的风湿痹证，部分药物还可用于腰膝酸软、下肢痿弱等。

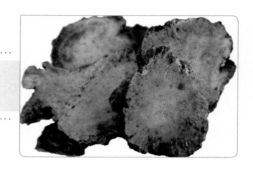

独 活
dú huó

【别名】长生草，川独活，香独活。

【药用部位】伞形科植物重齿毛当归的干燥根。

【主要产地】四川、湖北、安徽等地。

【制法】春初或秋末采挖，除去须根及泥沙，炕至半干，堆置 2~3 天，发软后再炕至全干。切片，生用。

【性味】辛、苦，微温。

【归经】归肾、膀胱经。

【功效】祛风散寒，除湿止痛。

【应用及配伍】

1. 风寒湿痹：桑寄生、杜仲、牛膝、细辛、秦艽、川芎、当归等。2. 外感风寒挟湿：羌活、防风、藁本、蔓荆子、生姜等。3. 少阴头痛：羌活、防风、细辛、生地、川芎等。

【用法】煎服，3~9 g。外用适量。

【注意事项】阴虚血燥者慎用。

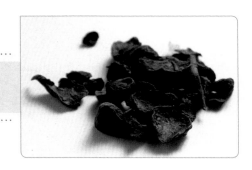

川 乌
chuān wū

【别名】铁花，五毒。

【药用部位】毛茛科植物乌头的干燥母根。

【主要产地】四川、云南、陕西等地。

【制法】6月下旬至8月上旬采挖，除去子根、须根及泥沙，晒干。生用或制后用。

【性味】辛、苦，热。有大毒。

【归经】归心、肝、肾、脾经。

【功效】祛风除湿，温经止痛。

【应用及配伍】

1. 风寒湿痹：麻黄、桂枝、芍药、甘草等。2. 阴寒内盛之心腹冷痛：赤石脂、蜀椒、附子、干姜等。3. 麻醉止痛：可以本品生品外用。

【用法】应炮制后使用，1.5~3 g，宜先煎、久煎，不宜酒浸、酒煎。外用，适量。

【注意事项】热证者忌用，孕妇忌用。不可与半夏、瓜蒌、贝母、白蔹、白及、天花粉同用。

威灵仙
wēi líng xiān

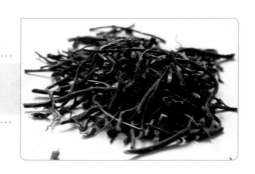

【别名】灵仙，黑脚威灵仙，黑骨头。

【药用部位】毛茛科植物威灵仙、棉团铁线莲或东北铁线莲的干燥根及根茎。

【主要产地】前一种主产于江苏、安徽、浙江等地，应用较广。后两种部分地区应用。

【制法】秋季采挖，除去泥沙，晒干，切段。生用。

【性味】辛、咸，温。

【归经】归膀胱经。

【功效】祛风散寒，除湿止痛，消骨鲠。

【应用及配伍】

　　1. 风寒湿痹：羌活、独活、桑寄生、伸筋草、海风藤等。

　　2. 骨鲠：砂仁、砂糖等。

【用法】煎服，6～9g。外用，适量。

【注意事项】热证者及气血虚弱者慎用。

伸筋草
shēn jīn cǎo

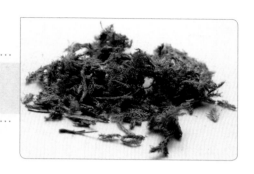

【别名】石松，过山龙。

【药用部位】石松科植物石松的干燥全草。

【主要产地】东北、华北、华中各省。

【制法】夏、秋二季茎叶茂盛时采收，除去杂质，晒干。切段，生用。

【性味】微苦、辛，温。

【归经】归肝、脾、肾经。

【功效】祛风除湿，舒筋活络。

【应用及配伍】

　　1.风寒湿痹：羌活、独活、威灵仙、桑枝、牛膝、当归、川芎等。2.跌打损伤：乳香、没药、苏木等。

【用法】煎服，3~12 g。

【注意事项】阴虚血燥者、孕妇慎用。

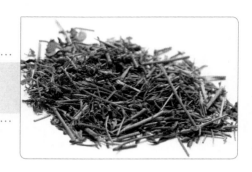

透骨草
tòu gǔ cǎo

【别名】竹格叉，吉盖草。

【药用部位】大戟科植物地构叶或凤仙花科植物凤仙的全草。

【主要产地】山东、陕西、甘肃、宁夏等地。

【制法】5~6 月间开花结实时采收，除去杂质，鲜用或晒干备用。

【性味】辛，温。

【归经】归肝、肾经。

【功效】祛风除湿，活血止痛。

【应用及配伍】

1. 行痹：防风、当归、穿山甲、白蒺藜、豨莶草等。2. 筋骨拘挛疼痛：制川乌、制草乌、伸筋草等。3. 肿毒初起：漏芦、防风、地榆等。

【用法】煎汤，9~15 g。外用，水煎熏洗，或捣碎外敷。

【注意事项】孕妇忌用。

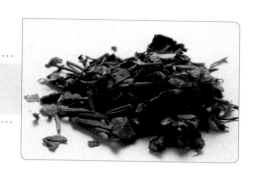

海风藤
hǎi fēng téng

【别名】满坑香，老藤，大风藤。

【药用部位】胡椒科植物风藤的干燥藤茎。

【主要产地】广东、福建、台湾等地。

【制法】夏、秋二季采割，除去根、叶，晒干。切厚片，生用。

【性味】辛、苦，微温。

【归经】归肝经。

【功效】祛风除湿，通络止痛。

【应用及配伍】

　　1. 风寒湿痹：羌活、独活、秦艽、桑枝、木瓜、当归、川芎等。2. 跌打损伤：三七、土鳖虫、桃仁、红花等。

【用法】煎服，6~12 g。外用，适量。

【注意事项】孕妇慎用。

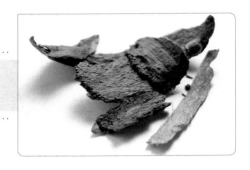

地枫皮
dì fēng pí

【别名】钻地风，追地风。

【药用部位】木兰科八角茴香属植物地枫皮的干燥树皮。

【主要产地】广西等地。

【制法】春、秋二季剥取，晒干或低温干燥。

【性味】微辛、涩，温。有小毒。

【归经】归膀胱、肾经。

【功效】祛风除湿，行气止痛。

【应用及配伍】

　　1. 风湿痹痛：千年健、当归、芍药、附子、白术、桂枝等。

　　2. 腰肌劳损。

【用法】煎服，6～9 g。

【注意事项】热痹者慎用。因本品有小毒，不可过服。

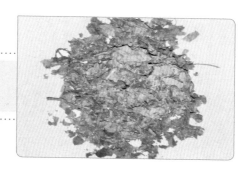

寻骨风
xún gǔ fēng

【别名】黄木香，白面风，兔子耳。

【药用部位】马兜铃科植物绵毛马兜铃的干燥根茎或全草。

【主要产地】河南、江苏、江西等地。

【制法】夏、秋二季采收，晒干。切段，生用。

【性味】辛、苦，平。

【归经】归肝经。

【功效】祛风除湿，通络止痛。

【应用及配伍】

　　1. 风湿痹证：威灵仙、防风、当归、伸筋草等。2. 跌打损伤：当归、川芎等，外用熏洗。

【用法】煎服，10～15 g。外用，适量。

【注意事项】出汗甚多、阴液亏损者不宜使用。

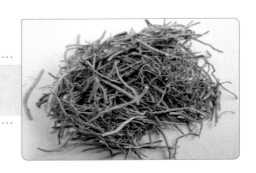

徐长卿
xú cháng qīng

【别名】逍遥竹，对节莲，铜锣草，一枝香。

【药用部位】萝藦科牛皮消属植物徐长卿的干燥根及根茎。

【主要产地】湖南、江苏、安徽、贵州等地。

【制法】秋季采挖，除去杂质，洗净，阴干。

【性味】辛，温。

【归经】归肝、胃经。

【功效】祛风化湿，止痛止痒。

【应用及配伍】

    1. 风湿痹痛：当归、透骨草、寻骨风、千年健、地龙等。

    2. 胃痛、牙痛：可单用本品或随证配伍。3. 荨麻疹、湿疹：白鲜皮、苦参、地肤子等煎汤外洗。

【用法】煎服，3~12 g，宜后下。外用，适量。

【注意事项】体虚者慎用。

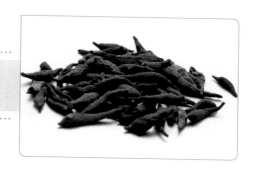

两头尖
liǎng tóu jiān

【别名】红背银莲花。

【药用部位】毛茛科银莲花属植物多被银莲花的干燥根茎。

【主要产地】东北等地。

【制法】夏季采挖，除去须根，洗净，干燥。

【性味】辛，热。有毒。

【归经】归脾经。

【功效】祛风寒除湿，消痈肿。

【应用及配伍】

1. 风寒湿痹所致腰腿疼痛：防风、威灵仙、鸡血藤、羌活、当归、茯苓等。2. 痈肿溃烂：本品外用。

【用法】煎服，1.5～3 g。外用，适量。

【注意事项】热证者慎用。

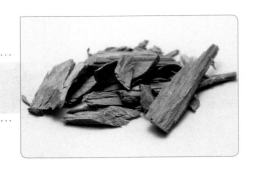

松 节
sōng jié

【别名】黄松木节。

【药用部位】松科植物油松、马尾松、赤松等枝干的结节。

【主要产地】全国大部分地区有产。

【制法】全年可采，晒干，切片。生用。

【性味】苦、辛，温。

【归经】归肝、肾经。

【功效】祛风除湿，通络止痛。

【应用及配伍】

1. 风寒湿痹：羌活、独活、秦艽、防风、桑寄生、牛膝、川芎等。2. 跌打损伤：乳香、没药、桃仁、红花等。

【用法】煎服，10～15 g。外用，适量。

【注意事项】阴虚血燥者及孕妇慎用。

木 瓜
mù guā

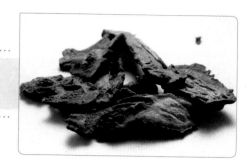

【别名】皱皮木瓜，宣木瓜，云木瓜。

【药用部位】蔷薇科植物贴梗海棠的干燥近成熟果实。

【主要产地】安徽、四川、湖北等地。安徽宣城产者称"宣木瓜"，
质量较好。

【制法】夏、秋二季果实绿黄时采收，置沸水中烫至外皮灰白色，
对半纵剖，晒干。切片，生用。

【性味】酸，温。

【归经】归肝、脾经。

【功效】平肝舒筋，和胃化湿。

【应用及配伍】

　　1.湿浊中焦之吐泻转筋：①偏寒：吴茱萸、茴香、紫苏等；
②偏热：蚕沙、生苡仁、大豆黄卷、姜黄连、半夏、黄
芩、通草等。2.湿痹：威灵仙、当归、川芎、牛膝、鸡血
藤、海风藤等。3.脚气、水肿：槟榔、木瓜、吴茱萸、紫
苏、生姜等。

【用法】煎服，6~9g。

【注意事项】热证者忌用。

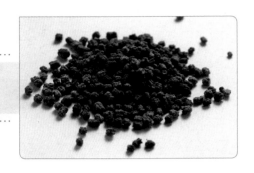

蚕 沙
cán shā

【别名】晚蚕矢，原蚕沙。

【药用部位】蚕蛾科昆虫家蚕幼虫的粪便。

【主要产地】育蚕地区皆产。以江苏、浙江、四川等地产量最多。

【制法】6～8月收集，以二眠到三眠时的粪便为主，收集后晒干，簸净泥土及桑叶碎屑。生用。

【性味】甘、辛，温。

【归经】归肝、脾、胃经。

【功效】祛风除湿，和胃化湿。

【应用及配伍】

　　1.风湿痹证：①偏寒：羌活、独活、秦艽、防风、细辛、桑寄生、牛膝、杜仲、当归、川芎等；②偏热：石膏、知母、防风、连翘、栀子、半夏、赤小豆、忍冬藤、桑枝等。2.湿浊中阻之吐泻转筋：木瓜、生薏仁、大豆黄卷、炒山栀、黄芩、通草等。3.风湿蕴肤之皮肤瘙痒：苦参、白鲜皮、地肤子等。

【用法】煎服，5～15 g，宜包煎。外用，适量。

【注意事项】内热盛者慎用。

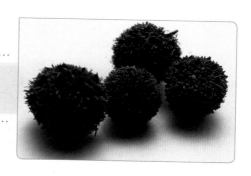

路路通
lù lù tōng

【别名】枫香果，九空子。

【药用部位】金缕梅科植物枫香树的干燥成熟果序。

【主要产地】全国大部分地区有产。

【制法】秋、冬季果实成熟后采收，除去杂质，干燥。生用。

【性味】平、苦，平。

【归经】归肝、肾、膀胱经。

【功效】祛风活络，利水除湿，通经下乳。

【应用及配伍】

　　1.风湿痹痛：伸筋草、海风藤、秦艽、牛膝、当归、川芎
等。2.水肿：白术、茯苓、猪苓、泽泻、车前子、甘草等。

　　3.瘀阻胞宫之闭经：益母草、当归、川芎、桃仁、红花、
香附等。4.乳汁不通：香附、青皮、穿山甲、王不留行等。

【用法】煎服，5～9 g。

【注意事项】孕妇及月经过多者忌用。

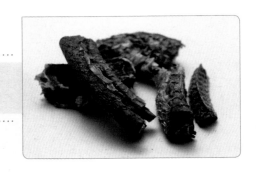

乌梢蛇
wū shāo shé

【别名】乌蛇，黑花蛇。

【药用部位】游蛇科动物乌梢蛇的干燥体。

【主要产地】全国大部分地区有分布。

【制法】多于夏、秋二季捕捉，剖开蛇腹或先剥去蛇皮留头尾，除去内脏，干燥。去头及鳞片，切段生用、酒炙，或黄酒闷透，去皮骨用。

【性味】甘，平。

【归经】归肝经。

【功效】祛风，止痉，通络。

【应用及配伍】

1. 风湿顽痹：全蝎、防风、羌活、僵蚕等。2. 小儿急慢惊风：天麻、防风、羌活、僵蚕等。3. 破伤风抽搐：蕲蛇、蜈蚣。4. 中风偏瘫：桃仁、红花、当归、赤芍、川芎、地龙等。

【用法】煎服，9～12 g；研末，每次20 mg；或入丸剂、酒浸服。外用，适量。

【注意事项】血虚生风者慎用。

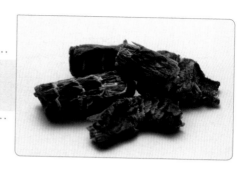

蕲 蛇
qí shé

【别名】五步蛇，翻身花，棋盘蛇。

【药用部位】蝰科动物五步蛇的干燥体。

【主要产地】湖北、江西、浙江等地。

【制法】多于夏、秋二季捕捉，剖开蛇腹，除去内脏，洗净，干燥。
去头、鳞，切段生用、酒炙，或黄酒润透，去鳞、骨用。

【性味】甘、咸，温。有毒。

【归经】归肝经。

【功效】祛风止痉，通络。

【应用及配伍】

1. 风湿顽痹：防风、秦艽、羌活、当归、五加皮等。2. 小儿急慢惊风，破伤风：乌梢蛇、蜈蚣等。3. 中风偏瘫：全蝎、地龙等。

【用法】煎汤，3~9 g；研末吞服，一次 1~1.5 g，一日 2~3 次。

【注意事项】热证者忌用。

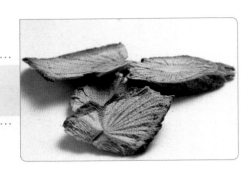

青风藤
qīng fēng téng

【别名】排风藤，寻风藤，大风藤。

【药用部位】防己科植物青藤及毛青藤的干燥根茎。

【主要产地】长江流域及其以南各地。

【制法】秋末冬初采割，晒干。切片，生用。

【性味】苦、辛，平。

【归经】归肝、脾经。

【功效】祛风除湿，通络止痛，利水消肿。

【应用及配伍】

1. 风湿痹痛：羌活、独活、威灵仙、防风、牛膝等。2. 水肿、脚气：白术、泽泻、车前子、木瓜、生甘草等。

【用法】煎服，6~12 g。外用，适量。

【注意事项】慎用本品，因可出现瘙痒、皮疹、头晕头痛、皮肤发红、腹痛、畏寒发热、过敏性紫癜、血小板和白细胞减少等不良反应。

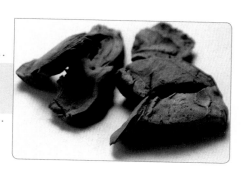

狗　脊
gǒu jǐ

【别名】金毛狮子，金扶筋，老猴毛。

【药用部位】蚌壳蕨科植物金毛狗脊的干燥根茎。

【主要产地】云南、广西、浙江等地。

【制法】秋、冬二季采挖，除去泥沙，干燥；或去硬根、叶柄及金黄色绒毛，切厚片，干燥，为"生狗脊片"；蒸后，晒至六七成干，切厚片，干燥，为"熟狗脊片"。原药或生狗脊片砂烫用。

【性味】苦、甘，温。

【归经】归肝、肾经。

【功效】祛风除湿，补肝肾，强腰膝。

【应用及配伍】

1.风湿痹证：续断、杜仲、牛膝、海风藤、木瓜、桑枝、松节等。2.肝肾亏虚之腰膝无力：菟丝子、牛膝、杜仲等。

3.肾气亏虚之遗尿：益智仁、桑螵蛸、覆盆子等。

【用法】煎服，6~12 g。

【注意事项】肾虚有热，小便不利或短涩黄赤者慎用。

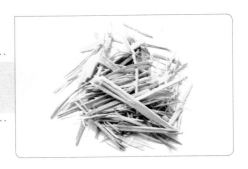

五加皮
wǔ jiā pí

【别名】南五加皮，五谷皮，红五加皮。

【药用部位】五加科植物细柱五加的干燥根皮。

【主要产地】湖北、河南、安徽等地。

【制法】夏、秋采挖，剥取根皮，晒干。切厚片，生用。

【性味】辛、苦，温。

【归经】归肝、肾经。

【功效】祛风湿，强筋骨，利小便。

【应用及配伍】

1.风湿痹证：羌活、防风、赤芍、枳壳等。2.肝肾亏虚之筋骨痿软：桑寄生、杜仲、牛膝等。3.小便不利、水肿：茯苓皮、生姜皮、大腹皮等。

【用法】煎服，4.5~9 g。

【注意事项】阴虚火旺者慎用。

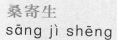

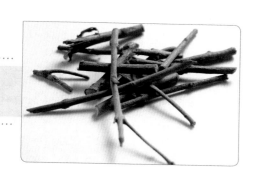

桑寄生
sāng jì shēng

【别名】广寄生，老式寄生。

【药用部位】桑寄生科植物桑寄生的干燥带叶茎枝。

【主要产地】广东、广西、云南等地。

【制法】冬季至次春采割，除去粗茎，切段，干燥，或蒸后干燥。切厚片，生用。

【性味】苦、甘，平。

【归经】归肝、肾经。

【功效】祛风除湿，补益肝肾，安胎。

【应用及配伍】

1.风湿痹证：独活、细辛、秦艽、防风、牛膝、杜仲、当归、川芎等。2.肝肾亏虚之胎漏、胎动不安：党参、白术、菟丝子、续断、阿胶等。

【用法】煎服，9~15 g。

【注意事项】热证者忌用。

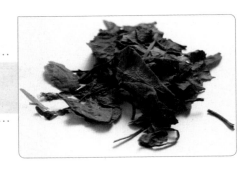

鹿衔草
lù xián cǎo

【别名】小秦王草，破血丹。

【药用部位】鹿蹄草科植物鹿蹄草或普通鹿蹄草的干燥全草。

【主要产地】全国大部分地区有产。

【制法】全年均可采挖，除去杂质，晒至叶片较软时，堆置至叶片变紫褐色，晒干，切段。生用。

【性味】甘、苦，温。

【归经】归肝、肾经。

【功效】祛风除湿，强筋骨，止血。

【应用及配伍】

1. 风湿痹证：羌活、独活、威灵仙、桑寄生、杜仲、牛膝等。2. 出血证：①月经过多，崩漏：益母草、棕榈炭、地榆炭、茜草炭等；②外伤出血：三七等，外敷患处。

【用法】煎服，9～15 g。外用，适量。

【注意事项】阴虚内热者忌用。

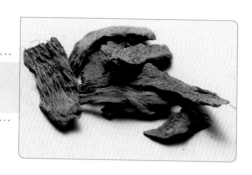

千年健
qiān nián jiàn

【别名】一包针，千颗针，丝棱线。

【药用部位】天南星科植物千年健的干燥根茎。

【主要产地】云南、广西等地。

【制法】春、秋二季采挖，洗净，除去外皮，晒干，切片。生用。

【性味】苦、辛，温。

【归经】归肝、肾经。

【功效】祛除风湿，强筋骨。

【应用及配伍】

风寒湿痹：狗脊、杜仲、续断、桑寄生、五加皮、枸杞子、骨碎补等。

【用法】煎服，4.5～9 g。

【注意事项】阴虚内热者慎用。

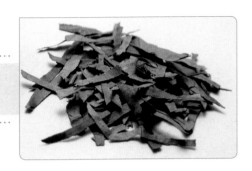

石楠叶
shí nán yè

【别名】风药，石纲。

【药用部位】蔷薇科植物石楠的干燥叶。

【主要产地】江苏、浙江等地。

【制法】全年可采，晒干。切丝，生用。

【性味】辛、苦，平。有小毒。

【归经】归肝、肾经。

【功效】祛风通络，益肾。

【应用及配伍】

　　1. 风湿痹证：续断、杜仲、牛膝、五加皮等。2. 风邪外感之头痛：羌活、荆芥、防风、白芷、川芎、天麻等。

【用法】煎服，10～15 g。外用，适量。

【注意事项】脾胃虚弱者慎用。

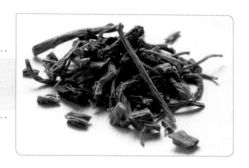

秦艽
qín jiāo

【别名】萝卜艽，瓣子艽，鸡脚艽。

【药用部位】龙胆科植物秦艽、麻花秦艽、粗茎秦艽或小秦艽的干燥根。前三种按性状不同分别习称"秦艽"和"麻花艽"，后一种习称"小秦艽"。

【主要产地】陕西、甘肃、内蒙古等地。

【制法】春、秋二季采挖，除去泥沙；秦艽及麻花艽晒软，堆置"发汗"至表面呈红黄色或灰黄色时，摊开晒干，或不经"发汗"直接晒干；小秦艽趁鲜时挫去黑皮，晒干。切片，生用。

【性味】辛、苦，平。

【归经】归胃、肝、胆经。

【功效】祛风除湿，通络止痛，退热除蒸，清利湿热。

【应用及配伍】

1. 风湿痹痛：①偏寒：羌活、独活、防风、桑寄生、当归、川芎等；②偏热：知母、防风、防己、忍冬藤、络石藤、桑枝等。2. 骨蒸潮热：青蒿、鳖甲、知母、地骨皮、乌梅等。3. 湿热黄疸：茵陈、栀子、大黄、龙胆草、车前草、泽泻等。

【用法】煎服，3~9 g。

【注意事项】久病虚寒，多尿、便溏者忌服。

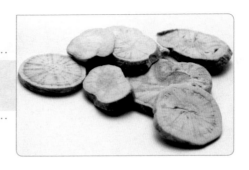

防 己
fáng jǐ

【别名】粉防己，广防己，山乌龟。

【药用部位】防己科植物粉防己及马兜铃科植物广防己（木防己）
的干燥根。

【主要产地】粉防己习称"汉防己"，主产于安徽、浙江、江西等地；
广防己习称"木防己"，主产于广东、广西、云南等地。

【制法】秋季采挖，洗净，除去粗皮，切段，粗根纵切两半，晒干。
切厚片，生用。

【性味】苦、辛，寒。

【归经】归膀胱、肾、脾经。

【功效】祛风除湿，通络止痛，利水消肿。

【应用及配伍】

1.风湿痹痛：①偏寒：独活、秦艽、细辛、桑寄生、牛膝、
杜仲等；②偏热：连翘、山栀、滑石、薏苡仁、蚕砂、赤
小豆等。2.风湿水肿：黄芪、白术、生姜、甘草等。3.脚
气肿痛：茯苓、木瓜、牛膝等。

【用法】煎服，4.5～9 g。

【注意事项】体虚、阴虚及脾胃虚弱者慎用。

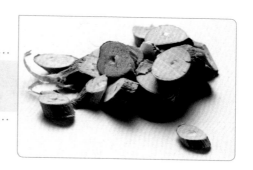

桑　枝
sāng zhī

【别名】桑条。

【药用部位】桑科植物桑的干燥嫩枝。

【主要产地】全国各地均产。

【制法】春末夏初采收，去叶，晒干，或趁鲜切片，晒干。生用或炒用。

【性味】微苦，平。

【归经】归肝经。

【功效】祛风除湿，舒利关节。

【应用及配伍】

　　1. 风湿痹证：①偏寒：羌活、独活、桂枝、桑枝、威灵仙等；②偏热：石膏、知母、黄柏、忍冬藤、薏苡仁、泽泻等。2. 水肿：车前子、玉米须等。

【用法】煎服，9 ~ 15 g。

【注意事项】寒饮束肺者勿用。

络石藤
luò shí téng

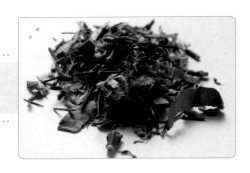

【别名】石楠藤，过墙风。

【药用部位】夹竹桃科植物络石的干燥带叶藤茎。

【主要产地】江苏、湖北、山东等地。

【制法】冬季至次春采割，除去杂质，晒干。切段，生用。

【性味】苦，微寒。

【归经】归心、肝、肾经。

【功效】祛风清热，通络止痛，凉血。

【应用及配伍】

　　1.风湿热痹：连翘、滑石、忍冬藤、威灵仙、蚕砂等。2.咽
喉肿痛：青黛、冰片等。3.疮痈肿毒：乳香、没药、银花、
连翘、栀子、瓜蒌。4.跌扑损伤：乳香、没药、桃仁、红
花、伸筋草等。

【用法】煎服，6～12 g。外用，适量。

【注意事项】虚证、寒证者忌用。

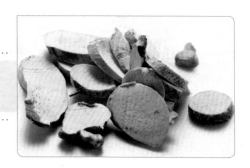

穿山龙
chuān shān lóng

【别名】穿地龙，火藤根。

【药用部位】薯蓣科植物穿龙薯蓣和柴黄姜的根茎。

【主要产地】全国大部分地区有产。

【制法】春、秋采挖，除去外皮及须根，切段或切片，晒干或烘干。生用。

【性味】苦、辛，微寒。

【归经】归肝、肺经。

【功效】祛风除湿，通络止痛，清热化痰。

【应用及配伍】

　　1.湿热痹痛：石膏、知母、桑枝、忍冬藤、络石藤、滑石等。2.痰热咳喘：黄芩、浙贝、瓜蒌、桔梗、前胡等。3.跌打损伤：乳香、没药等。

【用法】煎服：9～15 g。外用，适量。

【注意事项】寒证者慎用。

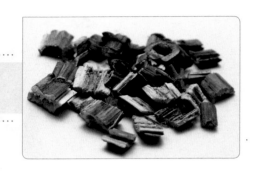

豨莶草
xī xiān cǎo

【别名】虎莶，大接骨，油草子。

【药用部位】菊科植物豨莶、腺梗豨莶或毛梗豨莶的干燥地上部分。

【主要产地】我国大部分地区有产，以湖南、湖北、江苏等地产量较大。

【制法】夏、秋二季花开前及花期均可采割，除去杂质，晒干，切段。生用或黄酒蒸制用。

【性味】辛、苦，寒。

【归经】归肝、肾经。

【功效】祛风除湿，通络，清热解毒。

【应用及配伍】

1. 风湿痹痛：防己、桑寄生、桑枝、威灵仙等。2. 中风偏瘫：地龙、川芎、赤芍、红花等。3. 疮痈肿毒：银花、连翘、蒲公英、紫花地丁等。

【用法】煎服，9~12 g。外用，适量。

【注意事项】本品宜炮制后使用，不可过服。无风湿之证者忌用。

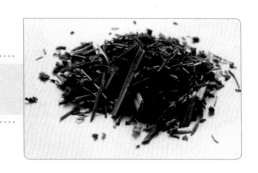

老鹳草
lǎo guàn cǎo

【别名】长嘴老鹳草，短嘴老鹳草。

【药用部位】牻牛儿苗科植物牻牛儿苗、老鹳草或野老鹳草的干燥地上部分，前者习称"长嘴老鹳草"，后两者习称"短嘴老鹳草"。

【主要产地】全国大部分地区有产。

【制法】夏、秋二季果实近成熟时采割，晒干。切段，生用。

【性味】辛、苦，平。

【归经】归肝、肾、脾经。

【功效】祛风除湿，通络止痛，清热解毒，止泻。

【应用及配伍】

1. 风湿痹痛：独活、桑寄生、威灵仙、牛膝、杜仲等。2. 湿热泄泻、痢疾：黄芩、黄连、马齿苋等。3. 疮痈肿毒：银花、连翘、野菊花、蒲公英等。

【用法】煎服，9~15 g。外用，适量。

【注意事项】体虚者慎用。

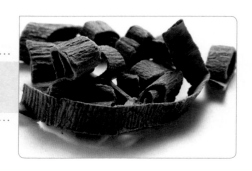

海桐皮
hǎi tóng pí

【别名】丁皮，刺通，接骨药。

【药用部位】豆科植物刺桐或乔木刺桐的干皮或根皮。

【主要产地】浙江、福建、台湾等地。

【制法】夏、秋剥取树皮，晒干。切丝，生用。

【性味】苦、辛，平。

【归经】归肝经。

【功效】祛风除湿，通络止痛，杀虫。

【应用及配伍】

　　1. 风湿痹痛：独活、防己、薏苡仁、牛膝、当归、川芎等。

　　2. 疥癣：苦参、蛇床子、土茯苓等煎汤外洗。

【用法】煎服，5~15 g。外用，适量。

【注意事项】血虚生风者慎用。

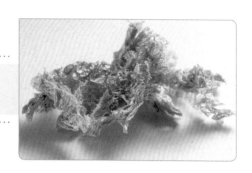

丝瓜络
sī guā luò

【别名】瓜络，天罗线。

【药用部位】葫芦科植物丝瓜的干燥成熟果实的维管束。

【主要产地】我国各地均有栽培。

【制法】夏、秋二季果实成熟、果皮变黄、内部干枯时采摘，除去外皮及果肉，洗净，晒干，除去种子。切段，生用。

【性味】甘，平。

【归经】归肺、胃、肝经。

【功效】祛风通络，活血，通乳。

【应用及配伍】

1. 风湿痹证：秦艽、防风、威灵仙、鸡血藤、牛膝等。2. 胸胁胀满疼痛：柴胡、郁金、香附、延胡索、青皮等。3. 跌打损伤：桃仁、红花等。4. 产后乳汁不通：王不留行、路路通、穿山甲等。

【用法】煎服，4.5～9 g。外用，适量。

【注意事项】孕妇忌用。

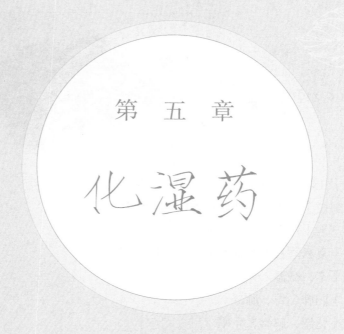

第 五 章

化湿药

　　凡能化除湿浊，醒悦脾胃的药物，称为化湿药，因其大多气味芳香，故又称为芳香化湿药。

　　化湿药性味大都辛温，归入脾胃，而且气味芳香，性属温燥或偏于温燥。主要用于治疗湿困脾胃、身体倦怠、脘腹胀闷、胃纳不馨、口多涎、大便溏薄、舌苔白腻等症，对湿温、暑温诸症亦有治疗作用。

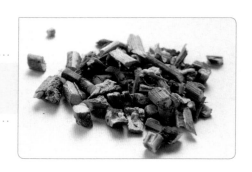

藿 香
huò xiāng

【别名】土藿香，杜藿香。

【药用部位】唇形科植物广藿香的地上部分。

【主要产地】广东、海南等地。

【制法】夏秋季枝叶茂盛时采割。切段生用。

【性味】辛，微温。

【归经】归脾、胃、肺经。

【功效】化湿，解暑，止呕。

【应用及配伍】

　　1.寒湿困脾之脘腹痞闷、纳差：半夏、茯苓、陈皮、苍术、甘草、厚朴等。2.暑湿外感：苏叶、半夏、陈皮、厚朴、白术、茯苓、大腹皮等。3.湿阻中焦之呕吐：半夏、白术、茯苓、陈皮、丁香等。

【用法】煎服，5~10 g，鲜品加倍。

【注意事项】阴虚血燥者不宜用。

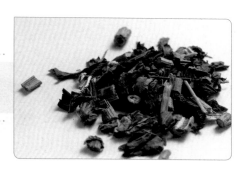

佩　兰
pèi lán

【别名】省头草，香草，石瓣。

【药用部位】菊科植物佩兰的干燥地上部分。

【主要产地】江苏、浙江、河北等地。

【制法】夏、秋二季分两次采割。切段生用，或鲜用。

【性味】辛，平。

【归经】归脾、胃、肺经。

【功效】化湿，解暑。

【应用及配伍】

    1. 湿阻中焦：藿香、白术、苍术、豆蔻、陈皮、砂仁等。

    2. 暑湿外感：藿香、防风、紫苏、香薷等。

【用法】煎服，3~9 g。鲜品加倍。

【注意事项】阴虚血燥、气虚腹胀者慎用。

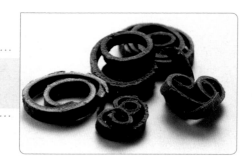

厚 朴
hòu pò

【别名】羊耳朴，川朴，紫油朴。

【药用部位】木兰科植物厚朴或凹叶厚朴的干燥干皮、根皮及枝皮。

【主要产地】四川、湖北等地。

【制法】4~6月剥取，根皮及枝皮直接阴干，干皮置沸水中微煮后堆置阴湿处，"发汗"至内表面变紫褐色或棕褐色时，蒸软取出，卷成筒状，干燥。切丝，生用或姜制用。

【性味】苦、辛，温。

【归经】归脾、胃、肺、大肠经。

【功效】燥湿化痰，下气除满。

【应用及配伍】

　　1.湿阻中焦之脘腹胀满：苍术、厚朴、半夏、陈皮、香附等。2.痰浊内阻之咳喘：苏子、半夏、陈皮、前胡、甘草等。3.梅核气：半夏、生姜、苏叶、茯苓等。

【用法】煎服，3~9 g，或入丸、散。

【注意事项】本品辛苦温燥湿，易耗气伤津，故气虚津亏者及孕妇当慎用。

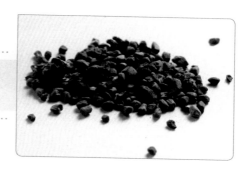

草豆蔻
cǎo dòu kòu

【别名】草蔻仁，大草蔻，飞雷子。

【药用部位】姜科植物草豆蔻的干燥近成熟种子。

【主要产地】广西、广东等地。

【制法】夏、秋二季采收，晒至九成干，或用水略烫，晒至半干，除去果皮，取出种子团，晒干。

【性味】辛，温。

【归经】归脾、胃经。

【功效】行气燥湿，温中止呕。

【应用及配伍】

　　1.寒湿困脾：厚朴、陈皮、半夏、茯苓、木香、干姜、砂仁等。2.胃寒呕吐：半夏、陈皮、丁香、高良姜、厚朴、枳壳等。

【用法】煎服，3~6 g，宜后下。

【注意事项】阴虚血燥者慎用。

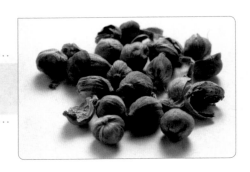

豆 蔻
dòu kòu

【别名】白豆蔻，原豆蔻，豆仁。

【药用部位】姜科植物白豆蔻或瓜哇白豆蔻的干燥成熟果实。

【主要产地】泰国、柬埔寨、越南，我国云南、广东、广西等地亦有栽培；按产地不同分为"原豆蔻"和"印尼白蔻"。

【制法】于秋季果实由绿色转成黄绿色时采收，晒干生用，用时捣碎。

【性味】辛，温。

【归经】归肺、脾、胃经。

【功效】行气化湿，温中止呕。

【应用及配伍】

　　1.湿阻脾胃，气机郁滞之胸腹虚胀：半夏、陈皮、苍术、砂仁、厚朴等。2.胃寒呕吐：藿香、半夏、陈皮、生姜等。

【用法】煎服，3～6 g，宜后下。

【注意事项】阴虚血燥者慎用。

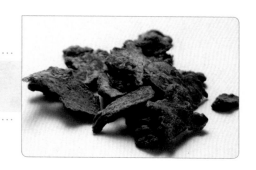

苍 术
cāng zhú

【别名】北苍术，茅苍术，关苍术。

【药用部位】菊科植物茅苍或北苍术的干燥根茎。

【主要产地】前者主产于江苏、湖北、河南等地，以产于江苏茅山一带者质量最好，故名茅苍术，简称茅术。后者主产于内蒙古、山西、辽宁等地。

【制法】春、秋二季采挖，晒干。切片，生用、麸炒或米泔水炒用。

【性味】辛、苦，温。

【归经】归脾、胃、肝经。

【功效】健脾燥湿，祛风散寒，明目。

【应用及配伍】

1. 湿浊困脾：半夏、陈皮、茯苓、厚朴、甘草等。2. 风湿痹证：续断、杜仲、牛膝、木瓜等。3. 风寒表证挟湿：藿香、砂仁、厚朴、陈皮等。4. 夜盲症：猪肝或羊肝、石决明等。

【用法】煎服，3~9 g。

【注意事项】阴虚内热、气虚多汗者忌用。

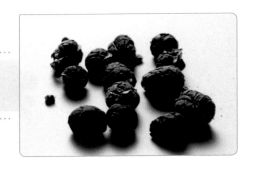

砂 仁
shā rén

【别名】阳春砂，绿壳砂，砂米。

【药用部位】姜科植物阳春砂、绿壳砂或海南砂的干燥成熟果实。

【主要产地】阳春砂主产于广东、广西、云南等地；绿壳砂主产于越南、泰国、印度尼西亚等地；海南砂主产于海南及雷州半岛等地。以阳春砂质量最优。

【制法】于夏、秋间果实成熟时采收，晒干或低温干燥。用时打碎，生用。

【性味】辛，温。

【归经】归脾、胃、肾经。

【功效】化湿和胃，温脾止泻，理气安胎。

【应用及配伍】

　　1. 湿阻中焦之脘腹胀满：苍术、半夏、陈皮、茯苓、枳壳、厚朴等。2. 脾胃虚寒之泄泻：党参、干姜、茯苓、白术、陈皮、扁豆、莲子肉等。3. 气机郁滞之胎动不安：人参、黄芪、白术、当归、川芎、续断等。

【用法】煎服，3～6 g，宜后下。

【注意事项】阴虚血燥者慎用。

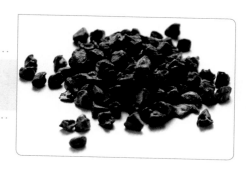

草果
cǎo guǒ

【别名】草果仁，草果子，老蔻。

【药用部位】姜科植物草果的干燥成熟果实。

【主要产地】云南、广西、贵州等地。

【制法】于秋季果实成熟时采收，除去杂质，晒干或低温干燥。

【性味】辛，温。

【归经】归脾、胃经。

【功效】燥湿温中，截疟。

【应用及配伍】

　　1.寒湿困脾证：半夏、陈皮、吴茱萸、砂仁、豆蔻等。2.疟疾：柴胡、知母、常山、黄芩、半夏、生姜等。

【用法】煎服，3~6g。

【注意事项】阴虚血燥者慎用。

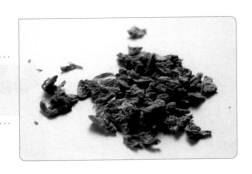

扁豆花
biǎn dòu huā

【别名】南豆花。

【药用部位】豆科扁豆属植物扁豆的花。

【主要产地】全国各地均有栽培。主产于浙江、河北、山西、安徽、河南。

【制法】去柄，筛去泥土，拣去杂质及黑色花朵。

【性味】平，甘淡。

【归经】归脾、胃、大肠经。

【功效】解暑化湿，和中健脾。

【应用及配伍】

外感暑湿证：香薷、银花、厚朴等，如新加香薷饮。

【用法】煎服，3~9 g。外用，适量，捣敷患处。

【注意事项】内无湿浊者不宜使用。

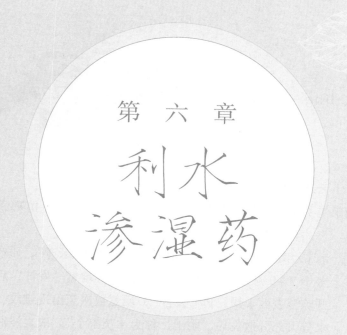

第六章

利水
渗湿药

　　凡能通利水道，渗泄水湿，治疗水湿内停的药物，称为利水渗湿药。

　　利水渗湿药性味多甘淡平或苦寒凉，多归肾、膀胱经，次归小肠经，作用趋于下行。主要用于治疗水湿内停之水肿、小便不利等症，下焦湿热之淋证及湿热黄疸等。

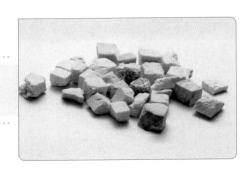

茯苓
fú líng

【别名】云苓，松茯苓，杜茯苓。

【药用部位】多孔菌科真菌茯苓干燥菌核。寄生于松科植物赤松或
马尾松等树根上。

【主要产地】云南、安徽、湖北等地。产云南者称"云苓"，质较优。

【制法】多于7~9月采挖。挖出后除去泥沙，堆置"发汗"后，摊
开晾至表面干燥，再"发汗"，反复数次至出现皱纹、内部
水分大部分散失后，阴干，称为"茯苓个"。取之浸润后稍
蒸，及时切片，晒干；或将鲜茯苓按不同药用部位切制，
阴干，生用。

【性味】甘、淡，平。

【归经】归心、脾、肾经。

【功效】利水渗湿，健脾补虚，宁心。

【应用及配伍】

1.脾虚湿阻之水肿：桂枝、白术、猪苓、泽泻等。2.脾虚
湿盛之泻下：党参、白术、黄芪、白扁豆、莲子、芡实、
甘草等，如参苓白术散。3.心脾气血亏虚之失眠：人参、
黄芪、白术、当归、远志、大枣等。

【用法】煎服，9~15 g。

【注意事项】虚寒精滑者忌用。

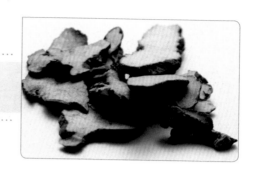

猪 苓
zhū líng

【别名】朱苓，豨苓。

【药用部位】多孔菌科真菌猪苓的干燥菌核。寄生于桦树、枫树、柞树的根上。

【主要产地】陕西、山西、河北等地。

【制法】春秋二季采挖，去泥沙，晒干，切片入药。生用。

【性味】甘、淡，平。

【归经】归肾、膀胱经。

【功效】利水渗湿。

【应用及配伍】

水肿，小便不利，泄泻，淋浊，带下：茯苓、车前子、泽泻、阿胶、滑石、薏苡仁、通草等。

【用法】煎服，6～12 g。

【注意事项】无水湿者忌用。不宜长期大量使用。

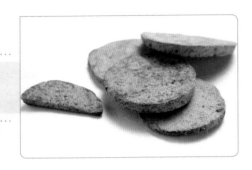

泽 泻
zé xiè

【别名】泽芝，禹孙，天秃。

【药用部位】泽泻科植物泽泻的干燥块茎。

【主要产地】福建、四川、江西等地。

【制法】冬季茎叶开始枯萎时采挖，洗净，干燥，除去须根及粗皮，以水润透切片，晒干。麸炒或盐水炒用。

【性味】甘，寒。

【归经】归肾、膀胱经。

【功效】利水消肿，渗湿，泄热。

【应用及配伍】

　　1. 水肿：桂枝、茯苓、猪苓、白术、滑石、甘草等。2. 热淋：黄芩、栀子、车前子、滑石、海金沙、石苇等。

【用法】煎服，6~9 g。

【注意事项】无湿热证者忌服。不宜长期大量使用，不宜与保钾利尿药同用。

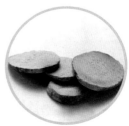

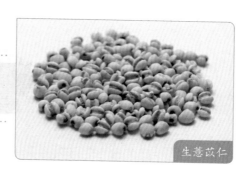

生薏苡仁

【别名】药玉米，沟子米，裕米。

【药用部位】禾本科植物薏苡的干燥成熟种仁。

【主要产地】我国大部分地区均产，主产于福建、河北、辽宁等地。

【制法】秋季果实成熟时采割植株，晒干，打下果实，再晒干，除去外壳、黄褐色种皮及杂质，收集种仁。生用或炒用。

【性味】甘、淡，凉。

【归经】归脾、胃、肺经。

【功效】健脾渗湿，除痹，清热排脓。

【应用及配伍】

1. 脾虚泻下：党参、茯苓、白术、黄芪、白扁豆、莲子等。

2. 水肿：茯苓、滑石、通草、甘草等。3. 湿痹：羌活、独活、木瓜、牛膝、威灵仙等。4. 痈肿：①肺痈：苇茎、冬瓜仁、桃仁等；②肠痈：附子、败酱草等。

【用法】煎服，9～30 g。

【注意事项】津液亏虚者慎用。

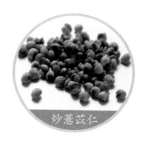

炒薏苡仁

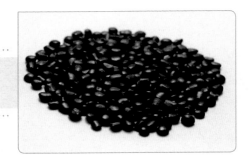

枳椇子
zhǐ jǔ zǐ

【别名】木蜜，天藤。

【药用部位】鼠李科植物枳椇的带有肉质果柄的果实或种子。

【主要产地】陕西、广东、湖北等地。

【制法】野生或栽培。10月~11月果实成熟时采收。将果实连果柄
　　　　摘下，晒干，或碾碎果壳，筛出种子，除去杂质，晒干。
　　　　生用。

【性味】甘、酸，平。

【归经】归脾经。

【功效】利水消肿，解酒。

【应用及配伍】

　　　　1. 水肿：茯苓、薏苡仁、泽泻等。2. 酒醉：葛花等。

【用法】煎服，10~15 g。

【注意事项】无湿证者慎用。

冬瓜皮
dōng guā pí

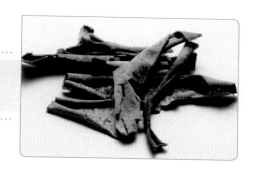

【别名】白瓜皮，白冬瓜皮。

【药用部位】葫芦科植物冬瓜的干燥外层果皮。

【主要产地】全国大部分地区有产。均为栽培。

【制法】夏末初秋果实成熟时采收。食用冬瓜时，洗净，削取外层的果皮，切块或宽丝，晒干。生用。

【性味】甘，凉。

【归经】归脾、小肠经。

【功效】利水消肿，清热解暑。

【应用及配伍】

　　1.水肿：茯苓皮、生姜皮、桑白皮、滑石、泽泻等。2.暑湿：香薷、茯苓、通草、荷叶等。

【用法】煎服，9~30 g。

【注意事项】虚证慎用。

玉米须
yù mǐ xū

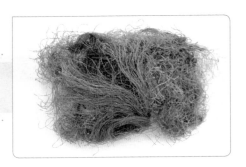

【别名】包谷须，玉麦须。

【药用部位】禾本科植物玉蜀黍的花柱及柱头。

【主要产地】全国各地均有栽培。

【制法】玉米上浆时即可采收，但常在秋后剥取玉米时收集。除去杂质，鲜用或晒干生用。

【性味】甘，平。

【归经】归肝、胆、膀胱经。

【功效】利水消肿，利湿退黄。

【应用及配伍】

　　1.小便不利，水肿：茯苓、泽泻、车前草等。2.黄疸：茵陈、金钱草等。

【用法】煎服，10~30 g，鲜品加倍。

【注意事项】津液不足者忌用。

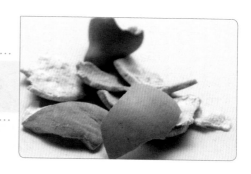

葛 芦
hú lu

【别名】蒲芦。

【药用部位】葫芦科植物瓢瓜的干燥果皮。

【主要产地】全国大部分地区均有栽培。

【制法】秋季采收，打碎，除去果瓤及种子，晒干，生用。

【性味】甘，平。

【归经】归肺、肾经。

【功效】利水消肿。

【应用及配伍】

1. 水肿：茯苓、猪苓、薏苡仁、车前子、大腹皮等。2. 淋证：薏苡仁、车前子、通草、滑石、泽泻等。

【用法】煎服，15～30 g，鲜品加倍。

【注意事项】无湿证者慎用。

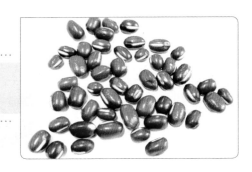

赤小豆
chì xiǎo dòu

【别名】红小豆，朱小豆。

【药用部位】豆科植物赤小豆或赤豆的干燥成熟种子。

【主要产地】广东、广西、江西等地。

【制法】秋季果实成熟而未开裂时拔取全株，晒干，打下种子，除去杂质，再晒干。

【性味】甘、酸，平。

【归经】归心、小肠经。

【功效】利水消肿，解毒排脓。

【应用及配伍】

　　1.水肿：猪苓、泽泻、茯苓皮、生姜皮等。2.湿热轻症：麻黄、连翘、桑白皮等。3.疮痈肿毒：本品研末外敷患处。

【用法】煎服，9～30 g。

【注意事项】阴津不足者慎用。

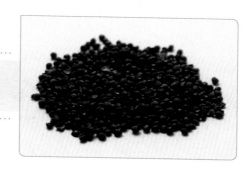

椒 目
jiāo mù

【别名】川椒目。

【药用部位】芸香科植物花椒的种子。

【主要产地】辽宁、山东、江苏、浙江、安徽等地。

【制法】9~10月果实成熟时采摘，待果实开裂，果皮与种子分开时，取出种子，筛去灰屑，拣去杂质，炒出油用。

【性味】苦、辛。有小毒。

【归经】归脾、膀胱经。

【功效】利水消肿，祛痰平喘。

【应用及配伍】

1. 水湿内聚之脘腹胀满：茯苓皮、大腹皮、泽泻、车前子等。2. 痰饮咳喘：麻黄、桂枝、杏仁等。

【用法】煎汤，2~5 g。外用，适量。

【注意事项】阴虚火旺者忌用。

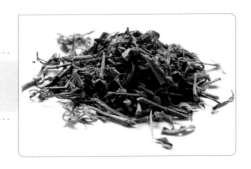

萹 蓄
biān xù

【别名】编竹，粉节草。

【药用部位】蓼科植物萹蓄的干燥地上部分。

【主要产地】全国大部分地区均产，主产于河南、四川、浙江等地。

【制法】夏季叶茂盛时采收。割取地上部分，除去杂质，切断，晒干。生用。

【性味】苦，微寒。

【归经】归膀胱经。

【功效】清热通淋，杀虫。

【应用及配伍】

　　1. 热淋：瞿麦、栀子、滑石、通草、车前子等。2. 虫积：可单用本品水煎内服。

【用法】煎服，9～15 g。外用，适量。

【注意事项】脾胃虚弱者慎用。

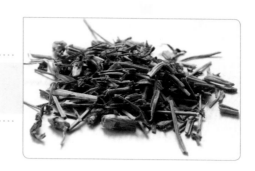

瞿 麦
qú mài

【别名】巨句麦，大兰。

【药用部位】石竹科植物瞿麦和石竹的干燥地上部分。

【主要产地】全国大部分地区有分布，主产于河北、河南、辽宁等地。

【制法】夏、秋二季花果期采割，除去杂质，晒干，切段。生用。

【性味】苦，寒。

【归经】归心、小肠经。

【功效】清热通淋，破血通经。

【应用及配伍】

  1. 热淋：黄芩、栀子、萹蓄、灯心草、通草、车前子等。

  2. 血瘀热阻之闭经：益母草、桃仁、红花、川芎、当归等。

【用法】煎服，9~15 g。

【注意事项】孕妇忌用。

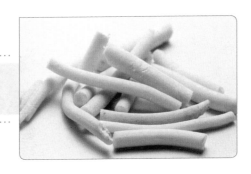

通　草
tōng cǎo

【别名】通花，方草。

【药用部位】五加科植物通脱木的干燥茎髓。

【主要产地】贵州、云南、四川等地。

【制法】秋季割取茎。裁成段，趁鲜时取出茎髓，理直，晒干，切片。生用。

【性味】甘、淡，微寒。

【归经】归肺、胃经。

【功效】利水通淋，通乳。

【应用及配伍】

　　1. 水肿：茯苓、猪苓、薏苡仁、泽泻等。2. 淋证：萹蓄、瞿麦、滑石、冬葵子、海金沙等。3. 产后乳汁不下：王不留行、路路通、穿山甲等。

【用法】煎服，3～5 g。

【注意事项】孕妇慎用。

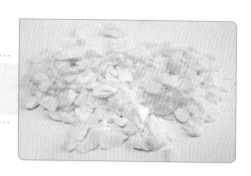

滑　石
huá shí

【药用部位】硅酸盐类矿物滑石族滑石，主要成分为含水硅酸镁 $[Mg_3(Si_4O_{10})(OH)_2]$。

【主要产地】山东、江西、山西等地。

【制法】全年可采。采挖后，除去泥沙及杂石，洗净，砸成碎块，研粉用，或水飞晾干用。

【性味】甘、淡，寒。

【归经】归膀胱、肺、胃经。

【功效】清热利湿通淋，收湿敛疮。

【应用及配伍】

1. 热淋：萹蓄、瞿麦、车前子、灯心草、生甘草等。2. 湿温证：杏仁、白蔻仁、薏苡仁、通草。3. 湿疮：可与枯矾、黄柏等共研为末，外用患处。

【用法】煎服，10～20 g，宜包煎。外用，适量。

【注意事项】脾虚、热病伤津及孕妇忌用。

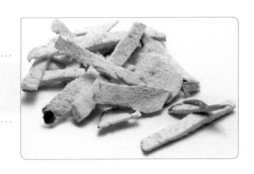

萆 薢
bì xiè

【别名】绵萆薢，粉萆薢。

【药用部位】薯蓣科植物绵萆薢、福州薯蓣或粉背薯蓣的干燥根茎。

【主要产地】前两种称"绵萆薢"，主产于浙江、福建；后一种称"粉萆薢"，主产于浙江、安徽、江西、湖南。

【制法】秋、冬二季采挖。除去须根，洗净，切片，晒干。生用。

【性味】苦，平。

【归经】归肾、胃经。

【功效】利湿祛浊，祛风除痹。

【应用及配伍】

　　1. 膏淋：益智仁、乌药、石菖蒲、茯苓等。2. 风湿痹痛：独活、牛膝、防己、通草等。

【用法】煎服，10 ~ 15 g。

【注意事项】肾阴亏虚、遗精滑泄者慎用。

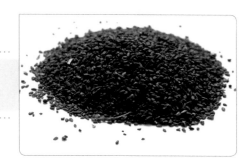

车前子
chē qián zǐ

【别名】车前实，虾蟆衣子，猪耳朵穗子。

【药用部位】车前科植物车前或平车前的干燥成熟种子。

【主要产地】前者分布全国各地，后者分布北方各省。

【制法】夏、秋二季种子成熟时采收果穗。晒干，搓出种子，除去杂质。生用或盐水炙用。

【性味】甘，微寒。

【归经】归肝、肾、肺、小肠经。

【功效】利水通淋，清肝明目，清肺化痰，止泻。

【应用及配伍】

1. 水湿内阻之水肿：桂枝、茯苓、猪苓、泽泻、白术等。

2. 温热下注之淋证：萹蓄、瞿麦、灯心草、滑石等。3. 肝经热盛之目赤：夏枯草、决明子、菊花等。4. 痰热蕴肺之咳嗽：黄芩、桔梗、麦冬、贝母、陈皮、桑白皮、瓜蒌仁等。5. 湿浊内阻之泄泻：茯苓、白术、山药、白扁豆等。

【用法】煎服，9~15 g，宜包煎。

【注意事项】肾虚遗滑者慎用。

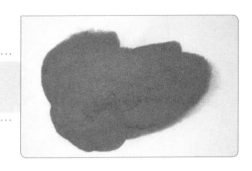

海金沙
hǎi jīn shā

【别名】罗网藤，铁线藤。

【药用部位】海金沙科植物海金沙的干燥成熟孢子。

【主要产地】广东、浙江等地。

【制法】秋季孢子未脱落时采割藤叶，晒干，搓揉或打下孢子，除去藤叶。生用。

【性味】甘、咸，寒。

【归经】归膀胱、小肠经。

【功效】清热利水通淋。

【应用及配伍】

1. 热淋：滑石、车前子、生甘草等。2. 石淋：石苇、金钱草等。3. 水肿：茯苓、泽泻等。

【用法】煎服，6～15 g，包煎。

【注意事项】肾阴亏虚者慎用。

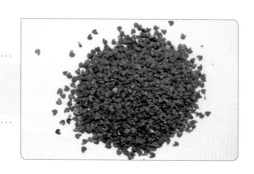

冬葵子
dōng kuí zǐ

【别名】葵子，葵菜子。

【药用部位】锦葵科植物冬葵的干燥成熟种子。

【主要产地】全国各地均有产。

【制法】夏、秋二季种子成熟时采收。除去杂质，阴干。生用或捣碎用。

【性味】甘、涩，凉。

【归经】归大肠、小肠、膀胱经。

【功效】利水通淋，润肠，下乳。

【应用及配伍】

1. 热淋：萹蓄、瞿麦、滑石等。2. 石淋：石苇、鸡内金、金钱草等。3. 小便不利，水肿：茯苓、泽泻等。4. 产后乳汁不通、乳房胀痛：漏芦、王不留行等。5. 肠燥便秘：松子仁、柏子仁、杏仁等。

【用法】煎服，3~9 g。

【注意事项】脾虚便溏者与孕妇忌用。

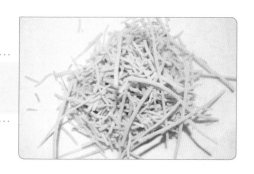

灯心草
dēng xīn cǎo

【别名】虎须草，灯心。

【药用部位】灯心草科植物灯心草的干燥茎髓。

【主要产地】江苏、四川、云南等地。

【制法】夏末至秋季割取茎。晒干，取出茎髓，剪段，晒干。生用或制用。

【性味】甘、淡，微寒。

【归经】归心、肺、小肠经。

【功效】利水通淋，清心降火。

【应用及配伍】

　　1.温热下注之淋证：萹蓄、瞿麦、滑石、甘草、车前子等。

　　2.心火扰神之心烦、失眠：竹叶、栀子等。3.心火上炎之口舌生疮：竹叶、生地、黄连等。

【用法】煎服，1～3 g。外用，适量。

【注意事项】寒证者忌用。

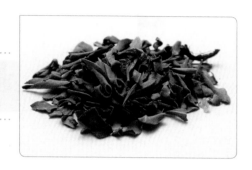

石　韦
shí wéi

【别名】石樵，石皮，金星草。

【药用部位】水龙骨科植物庐山石韦、石韦或有柄石韦的干燥叶。

【主要产地】各地普遍野生。主产于浙江、湖北、河北等地。

【制法】全年均可采收。除去根茎及根，拣去杂质，洗去泥沙，晒干或阴干，切段。生用。

【性味】甘、苦，微寒。

【归经】归肺、膀胱经。

【功效】清热通淋，清肺止咳，凉血止血。

【应用及配伍】

　　1.淋证：①热淋：滑石、车前子、通草等；②石淋：金钱草、海金沙、鸡内金、冬葵子等。2.肺热咳嗽：银花、连翘、桔梗、杏仁、桑白皮、前胡等。3.血热出血：生地、丹皮、赤芍、栀子等。

【用法】煎服，6~12 g。

【注意事项】寒证者忌用。

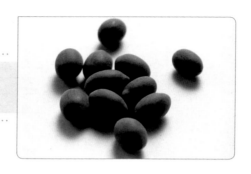

石莲肉
shí lián ròu

【别名】甜石莲，壳莲子，带皮莲子。

【药用部位】睡莲科植物莲的果实或种子。

【主要产地】全国各地均有栽培。

【制法】取净石莲子，砸开，去壳及心，取净肉。

【性味】甘，涩，微苦。

【归经】归脾、胃、心、肺经。

【功效】清利湿热，开胃，宁心安神。

【应用及配伍】

　　1. 噤口痢：单用本品或与人参、黄连、陈皮等配伍使用。

　　2. 心火上炎、湿热下注之便赤、带下：黄芩、麦冬、车前子等。

【用法】煎服，9~12 g。

【注意事项】脘腹痞满者慎用。

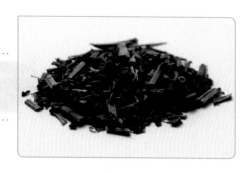

葎　草
lǜ cǎo

【别名】拉拉秧，簕草，大叶五爪龙，割人藤，锯锯藤。

【药用部位】桑科葎草属植物葎草的全草。

【主要产地】全国大部分地区均有分布。

【制法】夏秋采收，切段，晒干。

【性味】甘、苦，寒。

【归经】归肺、肾经。

【功效】清热利水通淋，解毒。

【应用及配伍】

　　1.湿热下注热淋：萹蓄、瞿麦、冬葵子、海金沙、白茅根、车前子等。2.肺热咳嗽：鱼腥草、鸭跖草、忍冬藤等。3.疮痈肿毒：以本品鲜品捣烂外敷患处。4.皮肤瘙痒：苦参、苍耳子等煎汤外洗。

【用法】煎服，10~15 g，鲜品加倍。外用，适量，捣烂外敷。

【注意事项】凉、寒证者不宜服用。

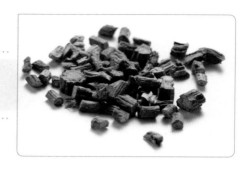

甘草梢
gān cǎo shāo

【别名】国老草，蜜草，甜甘草，甜草根。

【药用部位】豆科植物甘草的根的末梢部分或细根。

【主要产地】东北、华北、西北等地。

【制法】采摘晒干。

【性味】甘，微寒。

【归经】归心、肝、脾经。

【功效】泻火解毒，利水通淋。

【应用及配伍】

　　湿热下注膀胱之热淋、石淋：木通、瞿麦、萹蓄、车前子、滑石、栀子等。

【用法】煎服，1.5 ~ 4.5 g。

【注意事项】不宜大量久服。

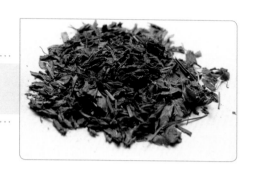

凤尾草
fèng wěi cǎo

【别名】井栏草，鸡脚草，井口边草，金鸡尾。

【药用部位】凤尾蕨科植物凤尾草的全草或根。

【主要产地】广东、广西、四川、云南、湖南、浙江、江苏等地。

【制法】全年可采，洗净，晒干。

【性味】淡、微苦，寒。

【归经】归心、肝、大肠经。

【功效】利湿，凉血止血，消肿解毒。

【应用及配伍】

1. 湿热泻痢：辣蓼、马齿苋等。2. 小便淋痛不利，湿热带下：萹蓄、瞿麦、海金沙、碎米荠等。3. 尿血，便血，痔疮出血：大蓟、小蓟、侧柏叶、藕节炭等。4. 咽喉肿痛：大青叶、板蓝根等。

【用法】煎服，9~15 g。外用，适量，捣烂外敷。

【注意事项】虚寒证忌用。

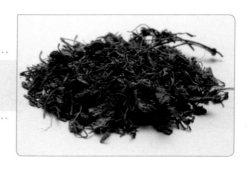

积雪草
jī xuě cǎo

【别名】马蹄草，雷公根，蚶壳草，铜钱草。

【药用部位】伞形科植物积雪草的全草。

【主要产地】江苏、浙江、安徽、湖南、湖北、四川等地。

【制法】夏、秋二季采收，除去泥沙，洗净，切段，晒干。

【性味】辛、苦，寒。

【归经】归肝、脾、肾经。

【功效】利湿，解毒消肿。

【应用及配伍】

　　1.湿热黄疸：冰糖。2.中暑腹泻：茯苓、白术、陈皮、大腹皮、泽泻等。3.热淋：金沙藤、车前草、萹蓄、瞿麦等。

　　4.痈肿疮毒：捣烂外敷患处。

【用法】煎服，15～30 g，鲜品加倍。

【注意事项】脾胃虚寒者慎用。

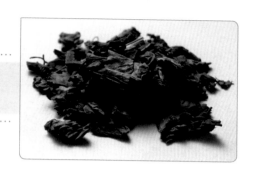

石见穿
shí jiàn chuān

【别名】石打穿，月下红，乌沙草，紫丹花。

【药用部位】唇形科鼠尾草属植物紫参的全草。

【主要产地】四川、广西、安徽、湖北、湖南等地。

【制法】夏至到处暑间采割全草，晒干。

【性味】微苦，平。

【归经】归肝、脾经。

【功效】利湿，活血散结。

【应用及配伍】

1. 肝经湿热：茵陈蒿、栀子等。2. 瘀阻胞宫之月经不调，痛经：当归、赤芍、川芎、柴胡、香附等。3. 瘿瘤：煅牡蛎、浙贝等。

【用法】内服，6~15 g。外用，适量。

【注意事项】孕妇慎用。

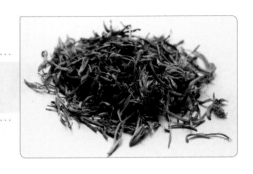

糠谷老
kāng gǔ lǎo

【别名】看谷老，老谷穗，枪谷老。

【药用部位】真菌类霜霉科指梗霉属植物禾指梗霉寄生粟穗上而形成的糠粃谷穗。

【主要产地】东北、华北、西北等地。

【制法】秋季收割粟米时采收，晒干。

【性味】咸，微寒。

【归经】归脾、肾、大肠、膀胱经。

【功效】清利湿热，利小便，止痢。

【应用及配伍】

1.热淋：萹蓄、瞿麦、滑石、金钱草等。2.湿热下注之水肿、小便不利：猪苓、茯苓、冬瓜子、泽泻等。3.湿热痢：黄连、黄柏、芍药、当归等。

【用法】煎服，9~15 g。

【注意事项】寒证者慎用。

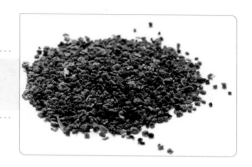

地肤子
dì fū zǐ

【别名】独扫子，地子，铁扫把子。

【药用部位】藜科植物地肤的成熟果实。

【主要产地】全国大部分地区有产。

【制法】秋季果实成熟时采收植株，晒干，打下果实，除去杂质。生用。

【性味】辛、苦，寒。

【归经】归肾、膀胱经。

【功效】清热通淋，止痒。

【应用及配伍】

　　1. 热淋：黄芩、知母、瞿麦、猪苓、通草、冬葵子、泽泻、滑石等。2. 皮肤瘙痒：苦参、白鲜皮、蝉蜕、黄柏等。

【用法】煎服，9～15 g。外用，适量。

【注意事项】无湿热者及小便过多者忌用。

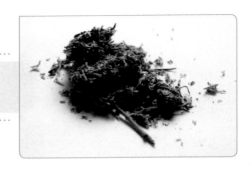

茵 陈
yīn chén

【别名】石茵陈，安吕草。

【药用部位】菊科植物滨蒿或茵陈蒿的干燥地上部分。

【主要产地】我国大部分地区有分布，主产于陕西、山西、安徽等地。

【制法】春季幼苗高 6~10 cm 时采收或秋季花蕾长成时采割。春季采收的习称"绵茵陈"，秋季采割的称"茵陈蒿"。除去杂质及老茎，晒干。生用。

【性味】苦、辛，微寒。

【归经】归脾、胃、肝、胆经。

【功效】清热利湿退黄，疗疮。

【应用及配伍】

　　1. 湿热黄疸：栀子、大黄等。2. 湿浊蕴肤之湿疮：苦参、地肤子、白鲜皮等外用。

【用法】煎服，6~15 g。外用，适量。

【注意事项】蓄血发黄及血虚萎黄者慎用。

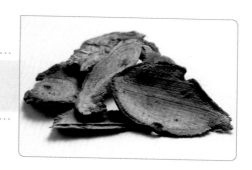

虎 杖
hǔ zhàng

【别名】猴竹根，九龙根，山茄子。

【药用部位】蓼科植物虎杖的干燥根茎和根。

【主要产地】我国大部分地区均产，主产于江苏，江西、山东等地。

【制法】春、秋二季采挖，除去须根，洗净，趁新鲜切短段或厚片，晒干。生用或鲜用。

【性味】微苦，微寒。

【归经】归肝、胆、肺经。

【功效】利湿退黄，清热解毒，活血化瘀，清肺止咳。

【应用及配伍】

1. 湿热黄疸：茵陈、栀子、大黄、金钱草等。2. 疮痈肿毒：可以本品水煎外用患处。3. 癥瘕：桃仁、红花、丹参、牛膝等。4. 肺热咳嗽：半夏、陈皮、茯苓、浙贝、桔梗、杏仁等。

【用法】煎服，9～15 g。外用，适量。

【注意事项】孕妇忌用。

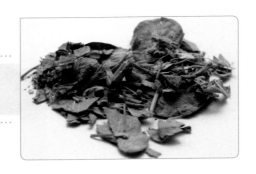

金钱草
jīn qián cǎo

【别名】铜钱花，对坐草，大金钱草。

【药用部位】报春花科植物过路黄的干燥全草。

【主要产地】江南各省均有分布。

【制法】夏、秋二季采收。除去杂质，晒干，切段。生用。

【性味】甘、咸，微寒。

【归经】归肝、胆、肾、膀胱经。

【功效】利湿退黄，利水通淋。

【应用及配伍】

　　1.湿热黄疸：茵陈、栀子、大黄、黄芩、垂盆草等。2.热
　　淋：萹蓄、瞿麦、车前子、海金沙等。

【用法】煎服，15～60 g，鲜品加倍。外用，适量。

【注意事项】风湿性关节炎、肩周炎患者慎用。

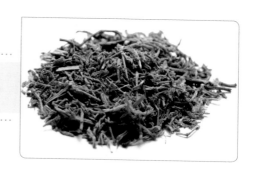

垂盆草
chuí pén cǎo

【别名】山护花，瓜子草。

【药用部位】景天科植物垂盆草的新鲜或干燥全草。

【主要产地】我国大部分地区均产。

【制法】夏、秋二季采收。切段，晒干。生用，或用鲜品。

【性味】甘、淡、微酸，微寒。

【归经】归心、肝、胆经。

【功效】利湿退黄，清热解毒。

【应用及配伍】

　　1. 湿热黄疸：茵陈、栀子、大黄、虎杖、栀子等。2. 疮痈肿毒：银花、连翘、蒲公英、野菊花等。

【用法】煎服，15～30 g，鲜品 250 g。

【注意事项】无湿热者慎用。

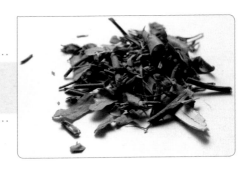

鸡骨草
jī gǔ cǎo

【别名】黄头草，大黄草。

【药用部位】豆科植物广州相思子的干燥全株。

【主要产地】广西等地。

【制法】全年均可采挖，除去泥沙，干燥。除去杂质及夹果（种子有毒），切段。生用。

【性味】甘、微苦，凉。

【归经】归肝、胃经。

【功效】利湿退黄，清热解毒，疏肝理气。

【应用及配伍】

1.湿热黄疸：茵陈、栀子等。2.乳痈：以本品鲜叶捣烂外敷患处。3.肝气郁滞之胁肋不舒：柴胡、黄芩、白芍、延胡索等。

【用法】煎服，15~30 g。外用，适量。

【注意事项】脾胃虚弱者慎用。

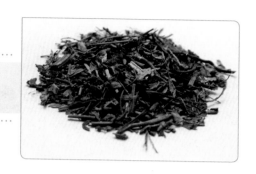

珍珠草
zhēn zhū cǎo

【别名】真珠草。

【药用部位】大戟科植物叶下珠的干燥全草或带根全草。

【主要产地】广东、广西、四川等地。

【制法】夏、秋二季采集地上部分或带根全草，洗净泥土，除去杂质，鲜用捣汁或捣敷。或晒干，切段，生用。

【性味】甘、苦，凉。

【归经】归肝、肺经。

【功效】利湿退黄，清热解毒，清肝明目。

【应用及配伍】

1.湿热黄疸：茵陈、栀子、大黄、黄连、木香等。2.疮疡肿毒：野菊花、紫花地丁、白花蛇舌草等。3.肝经热盛之目赤肿痛：夏枯草、菊花、决明子等。

【用法】煎服，15~30 g，鲜品加倍。外用，适量。

【注意事项】苦凉之品，阳虚体弱者慎用。

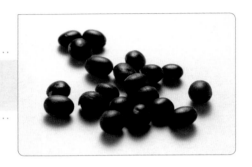

黑 豆
hēi dòu

【别名】乌豆，冬豆子。

【药用部位】豆科植物大豆的黑色种子。

【主要产地】全国各地均有栽培。

【制法】秋季果实成熟后采集，干燥。

【性味】甘，平。

【归经】归心、脾、肾经。

【功效】利水，活血，祛风，解毒。

【应用及配伍】

　　1.脚气，水肿：单用煎汁或与槟榔、生姜等配伍使用。2.目风赤热肿痛：羌活等。3.心膈虚烦，燥渴至甚：防风、甘草、麦冬等。4.中毒：单用煎汁或与生甘草等配伍使用。

【用法】煎服，9~30 g。外用，适量，研末或煮汁。

【注意事项】"恶五参，龙胆。得前胡、乌喙、杏仁、牡蛎良"（《本草经集注》）；"服蓖麻子者忌炒豆，犯之胀满；服厚朴者亦忌之，动气也"（《本草纲目》）。

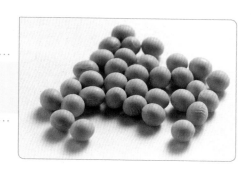

黄　豆
huáng dòu

【别名】黄大豆。

【药用部位】豆科植物大豆的种皮黄色的种子。

【主要产地】全国各地均产。

【制法】8~10月果实成熟后采集，晒干。

【性味】甘，平。

【归经】归脾、大肠经

【功效】健脾利水，宽中导滞。

【应用及配伍】

1.痞积泻痢：单用本品煮汁。2.疮痈肿毒。3.中毒：本品生捣研水灌吐。4.外伤出血：研末外敷。

【用法】煎服，30~90 g。外用，研末外敷。

【注意事项】不可过服。

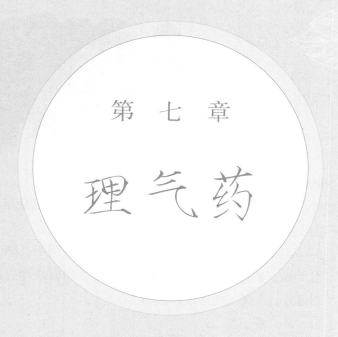

第 七 章

理气药

　　凡以疏通气机、消除气滞、平降气逆为主要作用的药物，称为理气药。

　　理气药多辛、苦，性温，气味芳香，具有行气消肿、解郁止痛、降逆等功效，主要用于治疗气滞、气郁和气逆证。

枳　实
zhǐ shí

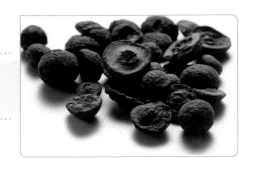

【别名】鹅眼枳实。

【药用部位】芸香科植物酸橙及其栽培变种或甜橙的干燥幼果。

【主要产地】四川、江西、福建等地。

【制法】5～6月间采集自落的果实，自中部横切为两半，晒干或低温干燥，较小者直接晒干或低温干燥。用时洗净、闷透，切薄片，干燥。生用或麸炒用。

【性味】苦、辛、酸，温。

【归经】归脾、胃、大肠经。

【功效】破气消积，除痰。

【应用及配伍】

1. 中焦气滞之脘腹胀满：木香、厚朴、大腹皮等。2. 湿热积滞之脘腹痞满，便秘：大黄、黄芩、黄连、白术、茯苓、神曲等。3. 痰浊内阻之胸痹：瓜蒌、薤白、桂枝等。

【用法】煎服，3～9 g。

【注意事项】孕妇慎用。

陈 皮
chén pí

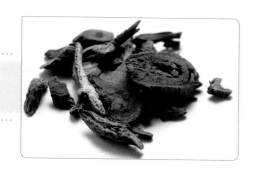

【别名】橘皮，新会皮，广陈皮。

【药用部位】芸香科植物橘及其栽培变种的成熟干燥果皮。

【主要产地】广东、福建、四川等地。

【制法】秋末冬初果实成熟时采收果皮，晒干或低温干燥。以陈久者为佳，故称陈皮。产于广东新会者称"新会皮""广陈皮"。切丝。生用。

【性味】辛、苦，温。

【归经】归脾、肺经。

【功效】理气健脾，燥湿化痰。

【应用及配伍】

1.脾虚气滞之脘腹胀满：党参、茯苓、白术、枳壳、厚朴、木香等。2.痰湿咳嗽：半夏、茯苓、甘草等。

【用法】煎服，3~9 g。

【注意事项】实热证者慎用。

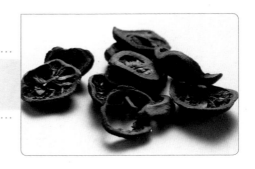

青 皮
qīng pí

【别名】小青皮，四青皮。

【药用部位】芸香科植物橘及其栽培变种的幼果或未成熟果实的干燥果皮。

【主要产地】广东、福建、四川等地。

【制法】5～6月间收集自落的幼果，晒干，称为"个青皮"，7～8月间采收未成熟的果实，在果皮上纵剖成四瓣至基部，除去瓤肉，晒干，习称"四花青皮"。生用或醋炙用。

【性味】苦、辛，温。

【归经】归肝、胆、胃经。

【功效】疏肝破气，化积消胀。

【应用及配伍】

    1.肝郁气滞之胁肋胀满：柴胡、黄芩、半夏、陈皮、香附、郁金、玫瑰花等。2.食积腹胀：山楂、神曲、木香、枳壳等。3.气滞血瘀之癥瘕：桃仁、红花、当归、赤芍等。

【用法】煎服，3～9g。醋炙疏肝止痛力强。

【注意事项】气虚者慎用。

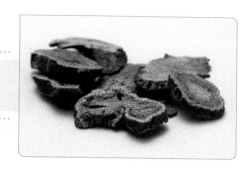

木 香
mù xiāng

【别名】蜜香，广木香，云木香。

【药用部位】菊科植物木香、川木香的根。

【主要产地】产于印度、巴基斯坦、缅甸者，称为广木香。现我国已栽培成功，主产于云南、广西者，称为云木香；主产于四川、西藏等地者称川木香。

【制法】秋、冬二季采挖，除去泥沙及须根，切段，大的再纵剖成瓣，干燥后撞去粗皮。生用或煨用。

【性味】辛、苦，温。

【归经】归脾、胃、胆、三焦、大肠经。

【功效】行气止痛，健脾消食。

【应用及配伍】

1.湿热泻痢见里急后重：白芍、陈皮、黄连、黄柏等。

2.肝气郁结之胁肋胀痛：柴胡、半夏、郁金、香附、延胡索等。3.气滞血瘀之胸痹：枳实、瓜蒌、郁金等。4.脾虚气滞之脘腹胀满：党参、白术、茯苓、陈皮、厚朴、砂仁等。

【用法】煎服，1.5 ~ 6 g。

【注意事项】热证者慎用。

乌 药
wū yào

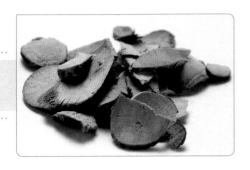

【别名】天台乌药，台药，矮樟。

【药用部位】樟科植物乌药的块根。

【主要产地】浙江、安徽、江苏等地。

【制法】全年均可采挖，除去细根，洗净，趁鲜切片，晒干。生用
或麸炒用。

【性味】辛，温。

【归经】归肺、脾、肾、膀胱经。

【功效】散寒行气，温肾助阳。

【应用及配伍】

　　1.寒凝气滞之脘腹胀痛：高良姜、小茴香、陈皮、枳壳等。

　　2.寒疝疼痛：木香、小茴香、川楝子、橘核等。3.肾阳亏
虚之尿频，小儿遗尿：仙茅、仙灵脾、山药、益智仁、菟
丝子等。

【用法】煎服，3～9 g。

【注意事项】气血亏虚、内热证者忌服。不宜久服。

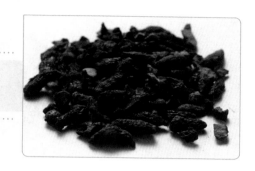

香　附
xiāng fù

【别名】雷公草，辣姜草，夜夜青。

【药用部位】莎草科植物莎草的干燥根茎。

【主要产地】全国大部分地区均产，主产于广东、河南、四川等地。

【制法】秋季采挖，燎去毛须，置沸水中略煮或蒸透后晒干，或燎后直接晒干。生用，或醋炙用。用时碾碎。

【性味】辛、微苦、微甘，平。

【归经】归肝、脾、三焦经。

【功效】疏肝理气，调经。

【应用及配伍】

1.肝气郁结之胁肋胀痛：柴胡、枳壳、白芍、郁金、延胡索等。2.肝气横逆犯胃之脘腹胀痛：木香、厚朴、枳实等。

3.肝气不疏之月经失调：柴胡、郁金、益母草、川芎、当归等。4.肝郁络阻之乳房胀痛：柴胡、郁金、青皮等。

【用法】煎服，6~9 g。醋炙止痛力增强。

【注意事项】血虚内热或月经先期者不宜用，血虚气弱者不宜单用。

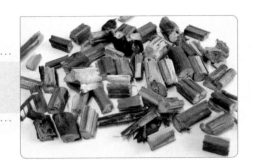

紫苏梗
zǐ sū gěng

【别名】紫苏茎，苏梗。

【药用部位】唇形科植物紫苏的干燥茎。

【主要产地】湖北、河南、四川等地。

【制法】秋季果实成熟后采割，除去杂质，晒干，或趁鲜切片、晒干。

【性味】辛、甘，微温。

【归经】归肺、脾经。

【功效】理气，安胎。

【应用及配伍】

　　1.气机郁滞之胸闷脘痞：枳壳、厚朴等。2.胎动不安：砂仁等。

【用法】煎服，5~9 g。

【注意事项】肠滑气虚者忌用。

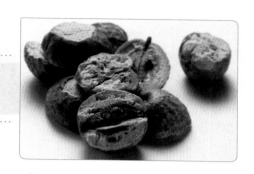

川楝子
chuān liàn zǐ

【别名】金铃子。

【药用部位】楝科植物川楝树的干燥成熟果实。

【主要产地】我国南方各地均产，以四川产者为佳。

【制法】冬季果实成熟时采收，除去杂质，干燥。用时打碎。生用或炒用。

【性味】苦，寒。有小毒。

【归经】归肝、胃、小肠、膀胱经。

【功效】疏肝泻火，行气止痛，杀虫。

【应用及配伍】

1. 肝郁化火之胁肋胀痛：柴胡、黄芩、香附、郁金、延胡索等。2. 虫积腹痛：乌梅、使君子、槟榔等。

【用法】煎服，4.5~9 g。外用，适量。炒用可减低其寒性。

【注意事项】因本品有毒，不宜过量或持续服用。脾胃虚寒者慎用。

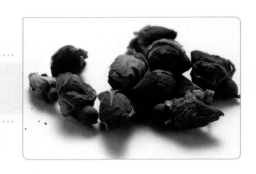

玫瑰花
méi guī huā

【别名】笔头花，湖花。

【药用部位】蔷薇科植物玫瑰的干燥花蕾。

【主要产地】江苏、浙江、福建等地。

【制法】春末夏初花将开放时分批采摘，除去花柄及蒂，及时低温干燥。生用。

【性味】甘、微苦，温。

【归经】归肝、脾经。

【功效】疏肝解郁，行气活血。

【应用及配伍】

1.肝气犯胃之脘腹胀痛：柴胡、枳实、厚朴、青皮、陈皮等。2.肝郁气滞之月经不调：香附、益母草、川芎、当归、丹参、牛膝等。3.肝郁络阻之乳房胀痛：柴胡、郁金、川芎、赤芍等。

【用法】煎服，1.5 ~ 6 g。

【注意事项】气虚者慎用。

香　橼
xiāng yuán

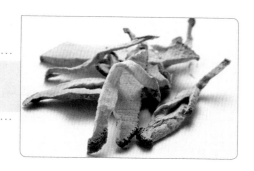

【别名】枸橼。

【药用部位】芸香科植物枸橼或香圆的成熟果实。

【主要产地】浙江、江苏、广东等地。

【制法】秋季果实成熟时采收。趁鲜切片，除去种子及瓤，晒干或低温干燥。香圆亦可整个或对剖两半后，晒干或低温干燥。生用。

【性味】辛、微苦、酸，温。

【归经】归肝、脾、胃、肺经。

【功效】疏肝理气，燥湿化痰。

【应用及配伍】

　　1.肝郁气滞之胸胁胀痛：延胡索、柴胡、郁金、香附等。

　　2.中焦气滞之脘腹胀痛：木香、枳实、厚朴等。3.痰浊内阻之胸膈疼痛：半夏、陈皮、茯苓、丝瓜络等。

【用法】煎服，3~9 g。

【注意事项】气虚者慎用。

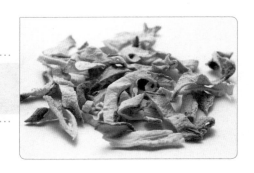

佛 手
fó shǒu

【别名】佛手柑。

【药用部位】芸香科植物佛手的干燥果实。

【主要产地】广东、福建、云南等地。

【制法】秋季果实尚未变黄或刚变黄时采收，纵切成薄片，晒干或低温干燥。生用。

【性味】辛、苦，温。

【归经】归肝、脾、胃、肺经。

【功效】疏肝理气，燥湿化痰。

【应用及配伍】

1.肝郁气滞之胸胁胀痛：柴胡、枳壳、香附、青皮、延胡索等。2.中焦气滞之脘腹胀痛：枳实、厚朴、木香等。3.痰浊阻络之胸膈不适：半夏、陈皮、桂枝、瓜蒌皮、丝瓜络等。

【用法】煎服，3~9 g。

【注意事项】气虚者慎用。

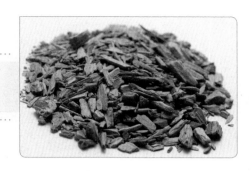

檀 香
tán xiāng

【别名】白檀香，黄檀香，真檀。

【药用部位】檀香科植物檀香的木质心材。

【主要产地】印度、澳大利亚、印度尼西亚，我国海南、广东、云南等地亦产。

【制法】以夏季采收为佳。除去边材，镑片或劈碎后入药。生用。

【性味】辛，温。

【归经】归心、肺、脾、胃经。

【功效】温中行气止痛。

【应用及配伍】

1.胸中寒凝之胸痹：丹参、砂仁等。2.中焦寒凝之腹痛：肉桂、吴茱萸、干姜、砂仁等。

【用法】煎服，2~5 g，宜后下。

【注意事项】阴虚火旺、实热吐衄者慎用。

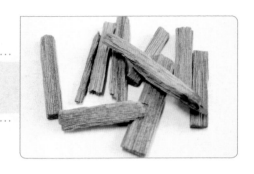

沉 香
chén xiāng

【别名】蜜香，沉水香。

【药用部位】瑞香科植物沉香及白木香含有树脂的木材。

【主要产地】沉香主产于东南亚、印度等地，白木香主产于海南、广东、云南等地。

【制法】全年均可采收，割取含树脂的木材，除去不含树脂的部分，阴干，打碎或锉末。生用。

【性味】辛、苦，微温。

【归经】归脾、胃、肾经。

【功效】行气止痛，降气温中，暖肾纳气。

【应用及配伍】

　　1.肝郁气滞、肝胃不和之胃脘胀痛、两胁胀痛：木香、青皮、乌药、延胡索、香附、槟榔等。2.胃寒呕逆：丁香、白豆蔻等。3.下元虚冷、肾不纳气之虚喘：附子、肉桂等。

【用法】煎服，1.5～4.5 g，宜后下。

【注意事项】热证者慎用或与其他药物配伍使用。

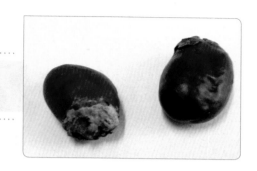

荔枝核
lì zhī hé

【别名】荔仁，枝核。

【药用部位】无患子科植物荔枝的成熟种子。

【主要产地】福建、广东、广西等地。

【制法】夏季采摘成熟果实，除去果皮及肉质假种皮，洗净，晒干。生用或盐水炙用。用时打碎。

【性味】辛、微苦，温。

【归经】归肝、胃经。

【功效】温中，行气，止痛。

【应用及配伍】

1.气滞寒凝之疝气疼痛：川楝子、小茴香、青皮等。2.肝郁气滞、肝胃不和之胃脘久痛：木香、厚朴等。3.气滞血瘀之妇人腹部刺痛：香附、川芎等。

【用法】煎服，4.5～9g。或入丸、散剂。

【注意事项】热证者慎用或与其他药物配伍使用。

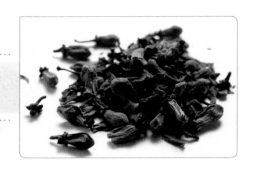

玳玳花
dài dài huā

【别名】枳壳花，酸橙花。

【药用部位】芸香科植物玳玳花的花蕾。

【主要产地】浙江、江苏、广东等地。

【制法】立夏前后采摘，先用急火烘至七八成干，呈显黄色后，再用文火烘至全干。

【性味】辛，甘，微苦。

【归经】归肝、胃经。

【功效】理气宽胸，和胃止呕。

【应用及配伍】

　　1.气机郁滞之胸中痞闷：枳壳、厚朴等。2.胃气失和之腹胀呕吐：陈皮、青皮、枳壳、半夏、茯苓、白术、砂仁等。

【用法】煎服，1.5~2.5 g。

【注意事项】孕妇不宜服用。

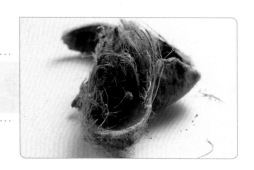

大腹皮
dà fù pí

【别名】槟榔衣。

【药用部位】棕榈科植物槟榔的干燥果皮。

【主要产地】海南、广西、云南等地。

【制法】冬季至次春采收未成熟的果实，煮后干燥，纵剖两瓣，剥取果皮，习称"大腹皮"；春末至秋初采收成熟果实，煮后干燥，剥取果皮，打松，晒干，习称"大腹毛"。生用。

【性味】辛，微温。

【归经】归脾、胃、大肠、小肠经。

【功效】行气宽中，利水消肿。

【应用及配伍】

1. 中焦气滞之脘腹胀满：枳实、厚朴、木香、陈皮等。2. 水湿内停之小便不利，水肿：茯苓皮、生姜皮、陈皮、泽泻、车前草、通草等。

【用法】煎服，4.5~9 g。

【注意事项】本品须经炮制加工后用。气虚者及孕妇慎服。

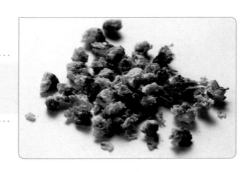

梅 花
méi huā

【别名】酸梅，黄仔，合汉梅。

【药用部位】蔷薇科植物梅的干燥花蕾。

【主要产地】全国各地均有栽培。

【制法】初春花未开放时采摘，及时低温干燥。

【性味】微酸、涩，平。

【归经】归肝、胃、肺经。

【功效】开郁和中，化痰，解毒。

【应用及配伍】

　　　　1.肝胃气滞之胸胁、脘腹胀痛，胃纳欠佳：柴胡、白芍、

　　佛手等。2.痰气互结之梅核气：半夏、红花、厚朴等。

【用法】3～5 g。

【注意事项】气虚者慎用。

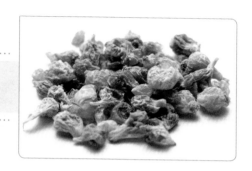

薤　白
xiè bái

【别名】小根蒜，野蒜，薤白头。

【药用部位】百合科植物小根蒜或薤的地下干燥鳞茎。

【主要产地】全国各地均有分布，主产于江苏、浙江等地。

【制法】夏、秋二季采挖，洗净，除去须根，蒸透或置沸水中烫透，晒干。生用。

【性味】辛、苦，温。

【归经】归肺、胃、大肠经。

【功效】通阳散结，行气导滞。

【应用及配伍】

　　1. 寒痰痹阻之胸痹：枳实、桂枝、瓜蒌、丹参、砂仁等。

　　2. 中焦寒凝气滞之脘腹胀满：肉桂、高良姜、枳壳、厚朴、木香等。

【用法】煎服，5～9 g。

【注意事项】气虚者及不耐蒜味者慎用；因本品对胃黏膜有刺激，不宜多用久用，溃疡病患者忌用。

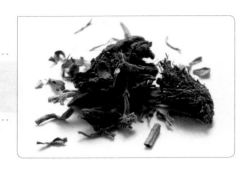

甘 松
gān sōng

【别名】香松。

【药用部位】败酱科植物甘松或匙叶甘松的根及根茎。

【主要产地】四川、甘肃、青海等地。

【制法】春、秋二季采挖，以秋季采为佳。除去残基、根须，晒干
或阴干，切段。生用。

【性味】辛、甘，温。

【归经】归脾、胃经。

【功效】行气解郁，醒脾，止痛。

【应用及配伍】

1. 脾胃气滞之脘腹胀满：木香、枳壳、厚朴、砂仁等。2. 思
虑伤脾之纳呆：柴胡、香附、郁金、砂仁等。3. 牙痛：可
单用本品泡水漱口。

【用法】煎服，3~6 g。外用，适量。

【注意事项】热证者慎用。

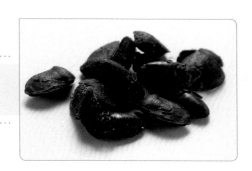

九香虫
jiǔ xiāng chóng

【别名】黑兜虫。

【药用部位】蝽科昆虫九香虫的干燥体。

【主要产地】云南、四川、贵州等地。

【制法】11 月至次年 3 月前捕捉，置容器内，加酒少许将其闷死，取出阴干；或置沸水中烫死，取出干燥。生用，或用文火微炒用。

【性味】咸，温。

【归经】归肝、脾、肾经。

【功效】行气止痛，温肾助阳。

【应用及配伍】

1.肝气郁结之胸腹胀满：柴胡、香附、郁金、青皮、延胡索等。2.肾阳不足之阳痿、腰膝冷痛：仙茅、仙灵脾、菟丝子、补骨脂、杜仲等。

【用法】煎服，3 ~ 9 g。

【注意事项】热证者慎用。

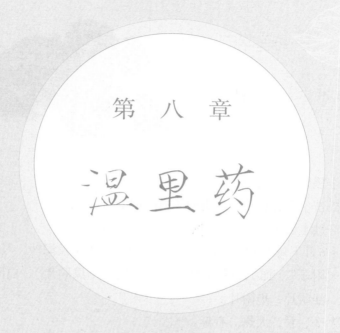

第 八 章

温里药

　　凡以温里祛寒、治疗里寒证为主要作用的药物，称为温里药。

　　温里药性偏温热，具有温中祛寒及益火扶阳等作用，主要用于治疗里寒之症。所谓里寒，包括两个方面：一为寒邪内侵，阳气受困，而见呕逆泻利、胸腹冷痛、食欲不佳等脏寒症，必须温中祛寒，以消阴翳；一为心肾虚，阴寒为主，而见汗出恶寒、口鼻气冷、厥逆脉微等亡阳症，必须益火扶阳，以除厥逆。

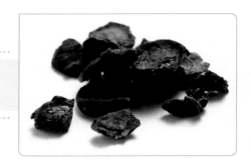

附 子
fù zǐ

【别名】黑附子，川附子。

【药用部位】毛茛科植物乌头的子根的加工品。

【主要产地】四川、湖北、湖南等地。

【制法】6月下旬至8月上旬采挖，除去母根、须根及泥沙，习称"泥附子"。加工炮制为盐附子、黑附片（黑顺片）、白附片、淡附片、炮附片。

【性味】辛、甘，大热。有毒。

【归经】归心、脾、肾经。

【功效】回阳救逆，散寒止痛。

【应用及配伍】

1. 亡阳证：人参、干姜、甘草等。2. 阳虚证：①心阳虚：桂枝、干姜等；②脾肾阳虚：茯苓、白术、芍药、生姜等。

3. 寒痹证：桂枝、生姜、大枣、甘草等。

【用法】煎服，3~15 g；因本品有毒，宜先煎0.5~1小时，至口尝无麻辣感为度。

【注意事项】孕妇及阴虚阳亢者忌用。反半夏、瓜蒌、贝母、白蔹、白及、天花粉。生品外用，内服须炮制。若内服过量，或炮制、煎煮方法不当，可引起中毒。

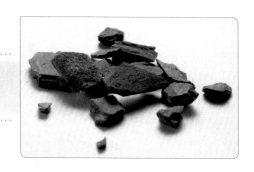

肉 桂
ròu guì

【别名】官桂，连桂，桂皮。

【药用部位】樟科植物肉桂的干燥树皮。

【主要产地】广东、广西、海南等地。

【制法】多于秋季剥取，刮去栓皮，阴干。因剥取药用部位及品质的不同而加工成多种规格，常见的有企边桂、板桂、油板桂等。生用。

【性味】辛、甘，大热。

【归经】归肾、脾、心、肝经。

【功效】补火助阳，引火归源，活血通经，散寒止痛。

【应用及配伍】

1.命门火衰之阳痿，宫冷：制附子、熟地、山药、山茱萸、杜仲等。2.脾胃虚寒：附子、白术、吴茱萸、高良姜等。

3.虚阳上浮：熟地、山药、山茱萸、龙骨、牡蛎等。4.诸寒痛证：附子、干姜、川芎、当归等。

【用法】煎服，1~4.5 g，宜后下或焗服。

【注意事项】湿热证、阴虚火旺、血热妄行出血及孕妇忌用。畏赤石脂。

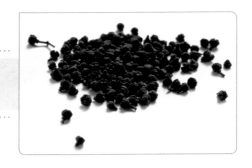

吴茱萸
wú zhū yú

【别名】如意子，吴椒，伏辣子。

【药用部位】芸香科植物吴茱萸、石虎或疏毛吴茱萸的干燥近成熟果实。

【主要产地】贵州、广西、湖南等地。

【制法】8～11月果实尚未开裂时，剪下果枝，晒干或低温干燥，除去枝、叶、果梗等杂质。用甘草汤炙过应用。

【性味】辛、苦，热。有小毒。

【归经】归肝、脾、胃、肾经。

【功效】散寒止痛，降逆止呕，助阳止泻。

【应用及配伍】

　　1.寒凝疼痛：本品为治肝寒气滞诸痛之主药。①厥阴头痛：党参、生姜、大枣等；②腹痛：白术、干姜、小茴香、木香等；③痛经：桂枝、当归、川芎、白芍、阿胶等。2.胃寒呕吐：小茴香、高良姜等。3.脾肾阳虚之泄泻：肉豆蔻、补骨脂、五味子、吴茱萸、大枣等，如四神丸。

【用法】煎服，1.5～4.5 g。外用，适量。

【注意事项】本品辛热燥烈，易耗气动火，故不宜多用、久服。阴虚有热者忌用。

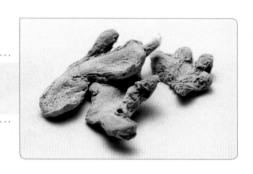

干姜
gān jiāng

【别名】白姜，均姜。

【药用部位】姜科植物姜的干燥根茎。

【主要产地】四川、广东、广西等地。

【制法】冬季采收，纯净后切片晒干或低温烘干。生用。

【性味】辛，热。

【归经】归心、肺、脾、胃、肾经。

【功效】温中散寒，回阳通脉，温肺化饮。

【应用及配伍】

1.脾胃虚寒：附子、人参、白术、甘草等。2.亡阳证：附子、人参等。3.寒饮内停之咳喘：桂枝、芍药、麻黄、细辛、半夏等。

【用法】煎服，3~9 g。

【注意事项】本品辛热燥烈，阴虚内热、血热妄行者忌用。

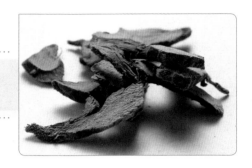

高良姜
gāo liáng jiāng

【别名】良姜，海良姜，蛮姜。

【药用部位】姜科植物高良姜的干燥根茎。

【主要产地】广东、广西、海南等地。

【制法】夏末秋初采挖生长 4~6 年的根茎，除去地上茎、须根及残留鳞片，洗净，切段，晒干。生用。

【性味】辛，热。

【归经】归脾、胃经。

【功效】温中散寒，止呕。

【应用及配伍】

1.胃寒腹痛：肉豆蔻、附子、小茴香、厚朴等。2.胃寒呕吐：半夏、吴茱萸、生姜、陈皮等。

【用法】煎服，3~6 g。

【注意事项】热证者慎用。

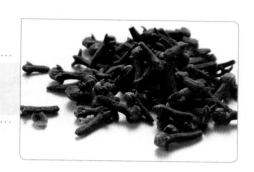

丁　香
dīng xiāng

【别名】公丁香。

【药用部位】桃金娘科植物丁香的干燥花蕾。

【主要产地】主产于坦桑尼亚、马来西亚、印度尼西亚，我国主产
于广东、海南等地。

【制法】通常于9月至次年3月，花蕾由绿转红时采收，晒干。生用。

【性味】辛，温。

【归经】归肺、脾、胃、肾经。

【功效】温中降逆，温肾助阳，散寒止痛。

【应用及配伍】

　　1. 脾胃虚寒之腹痛：高良姜、白术、厚朴、小茴香、吴茱
萸等。2. 胃寒呕逆：柿蒂、砂仁、吴茱萸、生姜等。3. 肾阳
亏虚之阳痿、宫冷：附子、肉桂、仙茅、仙灵脾、杜仲等。

【用法】煎服，1~3 g。外用，适量。

【注意事项】热证及阴虚内热者忌用。畏郁金。

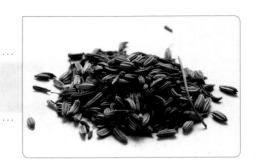

小茴香
xiǎo huí xiāng

【别名】小茴，小香，南茴。

【药用部位】伞形科植物茴香的干燥成熟果实。

【主要产地】全国各地均有栽培。

【制法】秋季果实初熟时采割植株，晒干，打下果实，除去杂质。生用或盐水炙用。

【性味】辛，温。

【归经】归肝、脾、胃、肾经。

【功效】散寒止痛，理气和胃。

【应用及配伍】

1.寒疝腹痛：木香、乌药、小茴香、青皮、高良姜等。2.肝郁气滞之睾丸坠痛：橘核、小茴香、延胡索等。3.脾胃虚寒：党参、白术、高良姜等。4.胃寒气滞：高良姜、陈皮、乌药等。

【用法】煎服，3~6 g。外用，适量。

【注意事项】阴虚火旺者慎用。

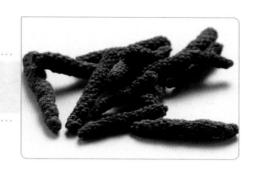

荜 茇
bì bá

【别名】荜拔。

【药用部位】胡椒科植物荜茇的干燥近成熟或成熟果穗。

【主要产地】广东、云南等地。

【制法】9~10月间果穗由绿变黑时采收，除去杂质，晒干。生用。

【性味】辛，热。

【归经】归胃、大肠经。

【功效】温中降逆，散寒止痛。

【应用及配伍】

　　1.胃寒腹痛，呕逆：附子、肉桂、干姜、吴茱萸、白术、厚朴等。2.龋齿疼痛：可用本品与胡椒研末，填塞龋齿孔中。

【用法】煎服，1.5~3 g。外用，适量。

【注意事项】热证者慎用。

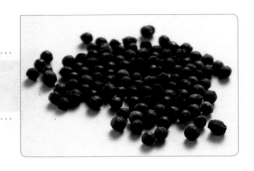

荜澄茄
bì chéng qié

【别名】山胡椒，山苍子，木姜子。

【药用部位】樟科植物山鸡椒的干燥成熟果实。

【主要产地】广西、广东、湖南等地。

【制法】秋季果实成熟时采收，晒干。生用。

【性味】辛，温。

【归经】归脾、胃、肾、膀胱经。

【功效】温中散寒，行气止痛。

【应用及配伍】

1. 胃寒腹痛、呕逆：吴茱萸、高良姜、荜茇、木香、厚朴等。2. 小便不利、膏淋：草薢、益智仁、乌药、泽泻等。

3. 寒疝腹痛：小茴香、乌药等。

【用法】煎服，1.5~3 g。

【注意事项】阴虚有热者忌用。一日用量不宜超过 3~4 g。

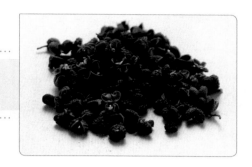

花　椒
huā jiāo

【别名】川椒，蜀椒，大红袍。

【药用部位】芸香科植物青椒或花椒的干燥成熟果皮。

【主要产地】我国大部分地区有分布，但以四川产者为佳，故又名川椒、蜀椒。

【制法】秋季采收成熟果实，晒干，除去种子及杂质。生用或炒用。

【性味】辛，热。

【归经】归脾、胃、肾经。

【功效】温中散寒，杀虫止痒。

【应用及配伍】

　　1.脾胃虚寒之腹痛、呕吐：肉桂、干姜、吴茱萸、陈皮、枳壳等。2.小儿蛲虫病，肛周瘙痒：可单用本品水煎外洗或保留灌肠。3.皮肤湿疹：苦参、蛇床子、白鲜皮等水煎外洗。

【用法】煎服，3~6 g。外用，适量。

【注意事项】热证者慎用。

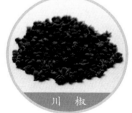

川　椒

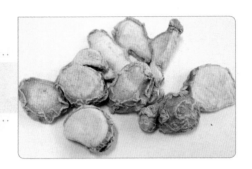

山 奈
shān nài

【别名】沙姜，山辣。

【药用部位】姜科植物山奈的干燥根茎。

【主要产地】台湾、广东、广西等地。

【制法】冬季采挖，洗净，除去须根，切片，晒干。

【性味】辛，温。

【归经】归胃经。

【功效】行气温中，消食，止痛。

【应用及配伍】

　　1.心腹冷痛：丁香、当归、甘草等。2.食积：鸡内金、神曲、山楂等。3.骨鲠：赤芍、威灵仙等。

【用法】煎服，6~9 g。

【注意事项】胃中郁热及阴血亏虚者忌用。

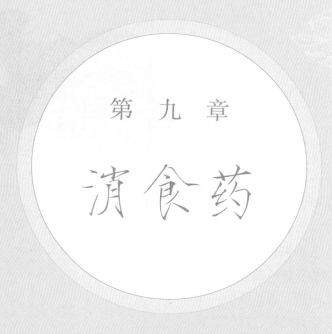

第 九 章

消食药

　　凡能消食化积的药物，称为消食药。

　　消食药大都性味甘平或甘温，归脾胃经。主要用于治疗食积停滞所致的脘腹胀满，嗳气泛酸，恶心呕吐，不思饮食，泄泻或便秘等症。

山 楂
shān zhā

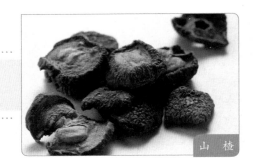

山 楂

【别名】红果，山里红，酸楂。

【药用部位】蔷薇科植物山里红或山楂的成熟果实。

【主要产地】河南、山东、河北等地，尤以山东产量大、质量佳。

【制法】秋季果实成熟时采收。切片，干燥。生用或炒用。

【性味】酸、甘，微温。

【归经】归脾、胃、肝经。

【功效】消食健胃，行气散瘀。

【应用及配伍】

> 1.肉食油腻积滞：神曲等。2.瘀血内阻之胸痛：丹参、桃仁、红花、川芎、当归等。3.瘀阻胞宫之闭经：当归、香附、赤芍、红花等。

【用法】煎服，9～12 g。

【注意事项】脾胃虚弱而无积滞者或胃酸分泌过多者均应慎用。孕妇慎用。

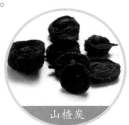

山楂炭

麦　芽
mài yá

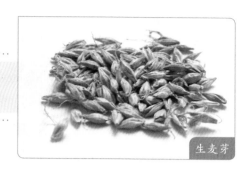

生麦芽

【别名】大麦芽。

【药用部位】禾本科植物大麦的成熟果实经发芽干燥而成。

【主要产地】全国各地均可生产。

【制法】将大麦洗净、浸泡 4~6 小时后，捞出，保持适宜温、湿度，待幼芽长至约 0.5 cm 时，晒干或低温干燥。生用、炒黄或炒焦用。

【性味】甘，平。

【归经】归脾、胃、肝经。

【功效】消食健胃，回乳消胀。

【应用及配伍】

　　1.米面薯芋食滞证：山楂、神曲、鸡内金、白术、莱菔子等。2.产后断乳，乳汁郁积之乳房胀痛：可单用本品水煎内服。3.肝郁气滞之胁腹胀痛：柴胡、香附、郁金、延胡索等。

【用法】煎服，9~15 g；回乳炒用，60 g。

【注意事项】哺乳期妇女不宜使用。

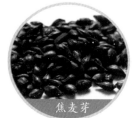

焦麦芽

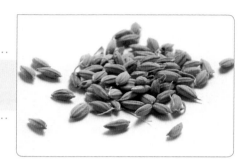

稻　芽
dào yá

【别名】蘖米。

【药用部位】禾本科植物稻的成熟果实经发芽干燥而成。

【主要产地】全国多数地方均可生产，主产于南方各省区。

【制法】将稻谷用水浸泡后，保持适宜的温、湿度，待须根长至约
1 cm 时，干燥。生用或炒用。

【性味】甘，温。

【归经】归脾、胃经。

【功效】消食健脾和胃。

【应用及配伍】

1. 米面薯芋食滞证：山楂、神曲、麦芽等。2. 脾气亏虚之
饮食量少：党参、茯苓、白术、甘草、砂仁等。

【用法】煎服，9～15 g。

【注意事项】无积滞者慎用。

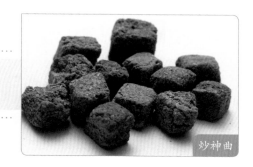

炒神曲

神 曲
shén qǔ

【别名】六曲，百草曲。

【药用部位】面粉和其他药物混合后经发酵而成的加工品。

【主要产地】全国各地均有生产。

【制法】取较大量面粉或麸皮，与杏仁泥、赤小豆粉以及鲜青蒿、鲜苍耳、鲜辣蓼自然汁混合拌匀，使干湿适宜，做成小块，放入筐内，覆以麻叶或楮叶，保温发酵一周，长出黄菌丝时取出，切成小块，晒干即成。生用或炒用。

【性味】甘、辛，温。

【归经】归脾、胃经。

【功效】消食和胃。

【应用及配伍】

饮食积滞：山楂、麦芽、莱菔子、陈皮等。

【用法】煎服，6~15 g。消食宜炒焦用。

【注意事项】无积滞者慎用。

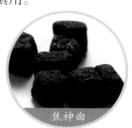

焦神曲

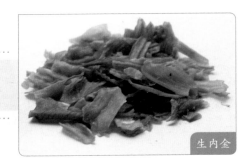

生内金

【别名】鸡合子，鸡中金。

【药用部位】雉科动物家鸡的砂囊内壁。

【主要产地】全国各地均产。

【制法】杀鸡后，取出鸡肫，趁热剥取内壁，洗净，干燥。生用、
炒用或醋炙入药。

【性味】甘，平。

【归经】归脾、胃、小肠、膀胱经。

【功效】消食除积，涩精止遗。

【应用及配伍】

1.食积：山楂、神曲、麦芽等。2.脾虚之小儿疳积：太子
参、茯苓、白术、神曲、麦芽、使君子等。3.肾气亏虚之
遗精、遗尿：菟丝子、五味子、桑螵蛸等。

【用法】煎服，3~9 g。

【注意事项】脾虚无积滞者慎用。

炒内金

鸡内金
jī nèi jīn

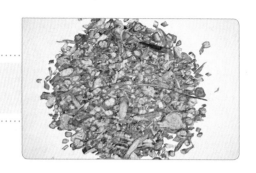

鸡矢藤
jī shǐ téng

【别名】臭藤。

【药用部位】茜草科植物鸡矢藤或毛鸡矢藤的干燥根或全草。

【主要产地】我国南方各省。

【制法】夏季采收地上部分，秋冬挖掘根部。洗净，地上部分切段，根部切片，鲜用或晒干。生用。

【性味】甘、苦，微寒。

【归经】归脾、胃、肝、肺经。

【功效】健胃消食，止咳化痰，清热解毒，除湿消肿。

【应用及配伍】

　　1.脾胃虚弱及食少便溏：党参、白术、山药、鸡内金等。

　　2.痰热蕴肺之咳嗽、咯痰：半夏、陈皮、桔梗、竹沥、瓜蒌皮等。3.咽喉肿痛：金银花、板蓝根、玄参等。4.湿浊蕴肤之皮肤瘙痒：可单用本品水煎外洗。

【用法】煎服，15～60 g。外用，适量。

【注意事项】脾虚无积滞者慎用。

莱菔子
lái fú zǐ

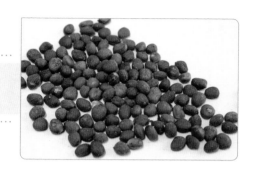

【别名】萝卜子。

【药用部位】十字花科植物萝卜的成熟种子。

【主要产地】全国各地均有栽培。

【制法】夏季果实成熟时采割植株，晒干，搓出种子，除去杂质，再晒干。生用或炒用，用时捣碎。

【性味】辛、甘，平。

【归经】归肺、脾、胃经。

【功效】消食除胀，降气化痰。

【应用及配伍】

　　　1. 食积腹胀：山楂、神曲、麦芽、茯苓、半夏、陈皮等。

　　　2. 痰浊阻肺之咳喘：紫苏子、白芥子、杏仁、桔梗等。

【用法】煎服，4.5 ~ 9 g，宜炒用。

【注意事项】气虚及无食积、痰滞者慎用。不宜与人参同用。

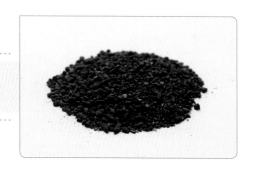

红 曲
hóng qǔ

【别名】红糟，红曲霉，红米。

【药用部位】曲霉科真菌紫色红曲霉寄生在粳米上而成的红曲米。

【主要产地】广东、福建等地。

【制法】筛净灰屑，拣去杂质。

【性味】甘，温。

【归经】归肝、脾、大肠经。

【功效】健脾消食，活血化瘀。

【应用及配伍】

1.饮食积滞：鸡内金、神曲、炒麦芽、木香、厚朴等。2.痢疾：黄连、白芍、枳壳、甘草等。3.产后恶露不尽。4.跌打损伤。

【用法】煎服，6~15 g。外用，适量。

【注意事项】阴虚或无积滞者慎用。

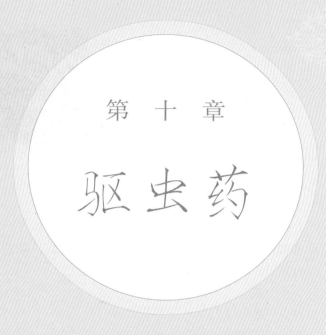

第 十 章

驱虫药

凡能将肠道寄生虫杀死或驱出体外的药物，称为驱虫药。

驱虫药主要用于治疗肠内寄生虫（蛔虫、绦虫、钩虫、蛲虫等）所引起的疾患，可以根据寄生虫的种类选择药物。对于体虚患者，应先补后攻，或攻补兼施。

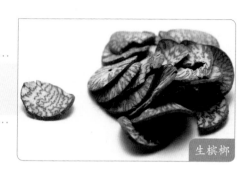

生槟榔

槟 榔
bīn láng

【别名】大白槟，青仔，榔玉。

【药用部位】棕榈科植物槟榔的干燥成熟种子。

【主要产地】海南、福建、云南等地。

【制法】春末至秋初采收成熟果实，用水煮后，干燥，除去果皮，取出种子，晒干。浸透切片或捣碎用。

【性味】苦、辛，温。

【归经】归胃、大肠经。

【功效】杀虫消积，降气，利水，截疟。

【应用及配伍】

1.虫积：①绦虫病：南瓜子、木香、大黄、使君子等；②蛔虫病：乌梅等。2.食积腹胀：木香、青皮、陈皮、香附等。3.水肿：泽泻、大腹皮、茯苓皮、赤小豆、通草等。4.疟疾：草果、厚朴、青皮、陈皮、常山等。

【用法】煎服，3~9 g。单用驱绦虫、姜片虫 30~60 g。

【注意事项】脾虚便溏或气虚下陷者忌用，孕妇慎用。

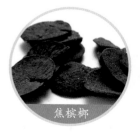

焦槟榔

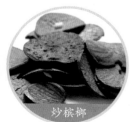

炒槟榔

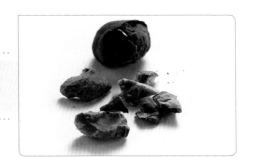

榧　子
fěi zi

【别名】香榧，玉山果。

【药用部位】红豆杉科植物榧的干燥成熟种子。

【主要产地】安徽、福建、江苏等地。

【制法】秋季种子成熟时采收，除去肉质假种皮，洗净，晒干。生用或炒用。用时捣碎。

【性味】甘，平。

【归经】归肺、胃、大肠经。

【功效】杀虫消积，润肠通便，润肺止咳。

【应用及配伍】

1. 虫积：①绦虫病：木香、槟榔、使君子等；②蛔虫病：乌梅等；③丝虫病：血余炭等。2. 阴亏肠燥之便秘：杏仁、柏子仁、松子仁、郁李仁等。3. 肺阴亏虚之咳嗽：麦冬、枇杷叶、川贝、百部、前胡等。

【用法】煎服，9~15 g。

【注意事项】大便溏薄、肺热咳嗽者不宜用。服榧子时，不宜食绿豆，以免影响疗效。

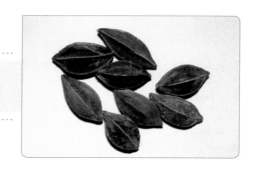

使君子
shǐ jūn zǐ

【别名】留求子，五陵子，君子仁。

【药用部位】使君子科植物使君子的干燥成熟果实。

【主要产地】广东、广西、云南等地。

【制法】9~10月果皮变紫黑时采收，晒干。去壳，取种仁生用或炒香用。

【性味】甘，温。

【归经】归脾、胃经。

【功效】驱虫消积。

【应用及配伍】

　　1. 虫积：①蛔虫病：槟榔、苦楝皮等；②蛲虫病：百部等。

　　2. 小儿疳积：神曲、麦芽、黄连、槟榔、木香等。

【用法】煎服，9~12 g，捣碎。小儿每岁每日 1~1.5 粒，总量不超过 20 粒。空腹服用，每日 1 次，连用 3 日。

【注意事项】服用本品时忌饮茶。大量服用可致呃逆、眩晕、呕吐、腹泻等反应。

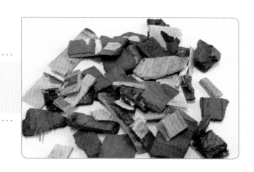

苦楝皮
kǔ liàn pí

【别名】土楝皮，森树皮。

【药用部位】楝科植物楝或川楝的干燥树皮及根皮。

【主要产地】楝树全国大部分地区均产，川楝树主产于四川、湖北、贵州、河南等地。

【制法】四时可采，但以春、秋两季为宜。剥取根皮或干皮，刮去栓皮，洗净。鲜用或切片生用。

【性味】苦，寒。有毒。

【归经】归肝、脾、胃经。

【功效】清热燥湿，杀虫止痒。

【应用及配伍】

1. 虫积：①蛔虫病：使君子、槟榔、乌梅等；②蛲虫病：百部、乌梅，煎取浓液，每晚保留灌肠，连用2~4天；③钩虫病：槟榔等。2. 湿疮：苦参、白鲜皮等。3. 疥癣：可单用本品研末外敷患处。

【用法】文火久煎，4.5~9 g。外用，适量。

【注意事项】不可过量或久服。

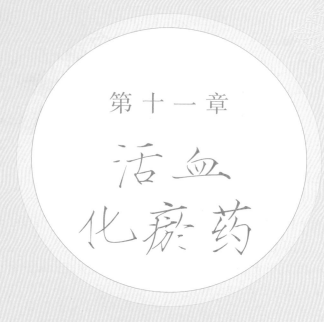

第十一章

活血
化瘀药

　　凡以通畅血行，消除瘀血为主要作用的药物，称为活血化瘀药。

　　活血化瘀药味多辛、苦，主归肝、心经，入血分，善于走散通行，而有活血化瘀的作用。主要用于治疗瘀血阻滞所引起的各种病证。

桃 仁
táo rén

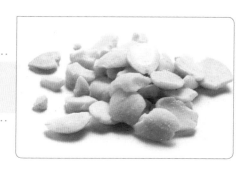

【别名】毛桃仁，扁桃仁。

【药用部位】蔷薇科植物桃或山桃的成熟种子。

【主要产地】桃全国各地均产，多为栽培；山桃主产于辽宁、河北、河南等地，野生。

【制法】6～7月果实成熟时采摘，除去果肉及核壳，取出种子，去皮，晒干。生用或炒用。

【性味】苦、甘，平。有小毒。

【归经】归心、肝、大肠经。

【功效】活血祛瘀，润肠通便，止咳平喘。

【应用及配伍】

　　1.癥瘕：桂枝、茯苓、丹皮、赤芍等。2.瘀阻胞宫之月经不调：益母草、当归、红花、郁金等。3.内痈：①肺痈：芦根、薏苡仁、冬瓜仁等；②肠痈：大黄、丹皮、冬瓜子等。4.跌打损伤：当归、红花、炮山甲等。5.肠燥便秘：杏仁、柏子仁、松子仁、郁李仁等。6.咳嗽气喘：杏仁等。

【用法】煎服，4.5～9g，捣碎用；桃仁霜入汤剂宜包煎。

【注意事项】孕妇忌用。便溏者慎用。本品有毒，不可过量。

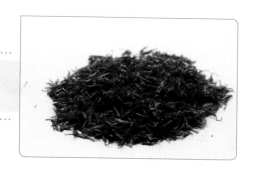

红花
hóng huā

【别名】红蓝花，刺红花。

【药用部位】菊科植物红花的筒状花冠。

【主要产地】全国各地多有栽培，主产于河南、湖北、四川等地。

【制法】夏收开花，花色由黄转为鲜红时采摘。阴干或微火烘干。

【性味】辛，温。

【归经】归心、肝经。

【功效】祛瘀止痛，活血通经。

【应用及配伍】

　　1.瘀阻心脉之胸痹：桃仁、丹参、瓜蒌等。2.瘀阻胞宫之月经不调：益母草、当归、川芎等。3.跌打损伤：乳香、没药等。4.斑疹色暗：当归、紫草、白芍、刺蒺藜等。

【用法】煎服，3~9 g。外用，适量。

【注意事项】孕妇忌用。有出血倾向者慎用。

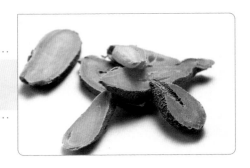

郁 金
yù jīn

【别名】玉金，温郁金，黑郁金。

【药用部位】姜科植物温郁金、姜黄、广西莪术或蓬莪术的干燥块根。

【主要产地】温郁金主产于浙江，以温州地区最有名，为道地药材；黄郁金（植物郁金）及绿丝郁金（蓬莪术）主产于四川；广西莪术主产于广西。

【制法】冬季茎叶枯萎后采挖，摘取块根，除去细根，蒸或煮至透心，干燥。切片或打碎。生用，或明矾水炙用。

【性味】辛、苦，寒。

【归经】归肝、胆、心经。

【功效】行气化瘀，清心解郁，利胆退黄。

【应用及配伍】

1. 气滞血瘀之胸胁疼痛：柴胡、黄芩、香附、延胡索等。

2. 瘀阻心脉之胸痹：丹参、檀香、瓜蒌等。3. 痰蒙心窍之神昏：石菖蒲、炒栀子、鲜竹叶、竹沥、连翘等。4. 湿热黄疸：茵陈、栀子、大黄等。5. 肝郁化火，气火上送，通血妄行之吐血、血衄：牛膝、牡丹皮等。

【用法】煎服，3～9 g；研末服，2~5 g。

【注意事项】畏丁香。

丹 参
dān shēn

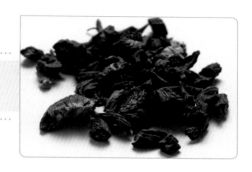

【别名】赤参，紫丹参，血参。

【药用部位】唇形科植物丹参的根及根茎。

【主要产地】全国大部分地区均有，主产于四川、安徽、江苏等地。

【制法】春、秋两季采挖，除去茎叶，洗净，润透，切成厚片，晒干。生用或酒炙用。

【性味】苦，微寒。

【归经】归心、心包、肝经。

【功效】祛瘀止痛，活血调经，凉血消痈，清心安神。

【应用及配伍】

1. 瘀阻心脉之胸痹：檀香、砂仁等。 2. 瘀阻胞宫之月经不调：益母草、当归、赤芍、川芎等。 3. 疮痈肿毒：金银花、连翘、蒲公英等。 4. 心血亏虚之心悸，失眠：酸枣仁、柏子仁、党参、当归、石菖蒲、天冬等。

【用法】煎服，9~15 g。活血化瘀宜酒炙用。

【注意事项】反藜芦。孕妇慎用。

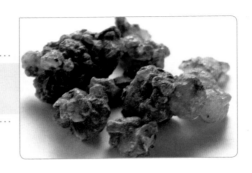

乳 香
rǔ xiāng

【别名】天泽香，塌香。

【药用部位】橄榄科植物乳香树及其同属植物皮部渗出的树脂。

【主要产地】非洲索马里、埃塞俄比亚等地。

【制法】春、夏季采收。将树干的皮部由下向上顺序切伤，使树脂渗出，数天后凝成固体，即可采收。可打碎生用，内服多炒用。

【性味】辛、苦，温。

【归经】归心、肝、脾经。

【功效】活血行气，消肿止痛。

【应用及配伍】

1. 瘀阻心脉之胸痹：丹参、红花、赤芍、瓜蒌等。2. 肝胃气滞之胃脘疼痛：柴胡、香附、延胡索、没药等。3. 风湿痹痛：羌活、防风、秦艽、牛膝等。4. 跌打损伤：没药、桃仁、红花、三七等。5. 疮痈肿毒：金银花、蒲公英、白芷、皂刺等。

【用法】煎服，3～10 g，宜炒去油用。外用，适量，生用或炒用，研末外敷。

【注意事项】胃弱者慎用，孕妇及无瘀滞者忌用。

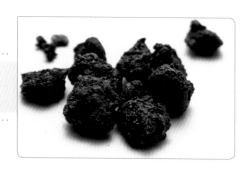

没　药
mò yào

【别名】末药。

【药用部位】橄榄科植物没药树或其他同属植物皮部渗出的油胶树脂。

【主要产地】索马里、埃塞俄比亚及印度等地。

【制法】11 月至次年 2 月，采集由树皮裂缝处渗出于空气中变成红棕色坚块的油胶树脂。拣去杂质，打成碎块生用，内服多制用，清炒或醋炙。

【性味】辛、苦，平。

【归经】归心、肝、脾经。

【功效】活血消肿止痛。

【应用及配伍】

1. 跌打损伤：乳香等。 2. 疮痈肿毒：金银花、连翘、野菊花等。

【用法】煎服，3~10 g。外用，适量。生用或炒去油用。

【注意事项】胃弱者慎用，孕妇及无瘀滞者忌用。

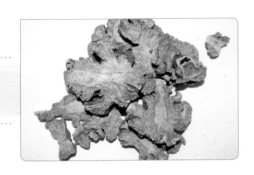

川 芎
chuān xiōng

【别名】芎䓖，秦芎，云芎。

【药用部位】伞形科植物川芎的干燥根茎。

【主要产地】四川、贵州、云南，以四川产者质优。

【制法】5月采挖，除去泥沙，晒后烘干，再去须根。用时切片，生用或酒炙。

【性味】辛，温。

【归经】归肝、胆、心包经。

【功效】活血行气，祛风止痛。

【应用及配伍】

　　1.瘀血阻滞之胸痹：丹参、红花等。2.肝郁血瘀之胸胁刺痛：柴胡、香附、郁金、桃仁、红花等。3.寒凝瘀血阻于胞宫之月经不调：当归、赤芍、丹皮、牛膝等。4.头痛：①风寒：荆芥、防风、羌活、白芷等；②风热：石膏、白芷、菊花、羌活、藁本等；③风湿：羌活、独活、藁本、防风、蔓荆子等；④瘀血：丹参、赤芍、桃仁、红花、菊花等。

【用法】煎服，3~9 g。研末吞服，每次1~1.5 g。

【注意事项】阴虚火旺，多汗，热盛及无瘀之出血证慎用；孕妇慎用。

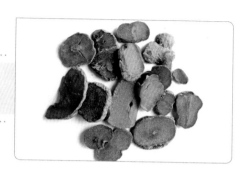

延胡索
yán hú suǒ

【别名】玄胡，元胡。

【药用部位】罂粟科植物延胡索的干燥块茎。

【主要产地】浙江、江苏、湖北等地。

【制法】夏初茎叶枯萎时采挖，除去须根，置沸水中煮至恰无白芯时取出，晒干。切厚片或捣碎。生用或醋炙用。

【性味】辛、苦，温。

【归经】归心、肝、脾经。

【功效】活血行气，散瘀止痛。

【应用及配伍】

　　1.瘀血阻滞之胸痹：丹参、红花、檀香等。2.肝郁气滞之胸胁胀痛：柴胡、香附、郁金等。3.气滞血瘀之胃脘疼痛：木香、香附、枳壳、丹参等。4.疝气痛：小茴香等。5.瘀阻胞宫之月经不调，痛经：当归、益母草、赤芍、红花等。

【用法】煎服，3~9 g。研粉吞服，每次1.5~3 g。醋炙加强止痛之力。

【注意事项】孕妇忌用。血热证、血虚崩漏者忌用。

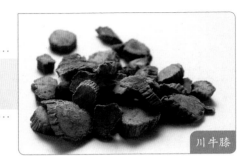

川牛膝

牛 膝
niú xī

【别名】白牛膝，土牛膝。

【药用部位】苋科植物牛膝（怀牛膝）和川牛膝（甜牛膝）的根。

【主要产地】怀牛膝主产于河南；川牛膝主产于四川、云南、贵州等地。

【制法】冬季苗枯时采挖。洗净，晒干。生用或酒炙用。

【性味】苦、甘、酸，平。

【归经】归肝、肾经。

【功效】活血通经，利水通淋，补肝益肾，引火下行。

【应用及配伍】

1. 瘀阻胞宫之痛经，闭经：益母草、当归、川芎、桃仁、红花等。2. 小便不利，水肿：茯苓、猪苓、泽泻、车前草等。

3. 淋证：萹蓄、瞿麦、滑石、通草等。4. 腰膝酸软：杜仲、续断、补骨脂、桑寄生等。5. 跌打损伤：乳香、没药等。

6. 火邪炎上之头痛，眩晕：生龙骨、生牡蛎、天冬、玄参等。

【用法】煎服，4.5～9 g。酒炙补肝肾、强筋骨效佳，生用活血通经效佳。

【注意事项】孕妇及月经过多者忌服。中气下陷，脾虚泄泻，下元不固，多梦遗精者慎用。

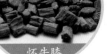

怀牛膝

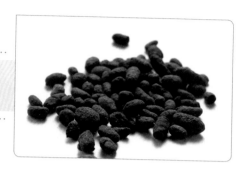

五灵脂
wǔ líng zhī

【别名】寒雀粪，寒号虫粪。

【药用部位】鼯鼠科动物复齿鼯鼠的干燥粪便。

【主要产地】河北、山西、甘肃。

【制法】全年均可采收，除去杂质，晒干。许多粪粒凝结成块状的称"灵脂块"，又称"糖灵脂"，质佳；粪粒松散呈米粒状的，称"灵脂米"，质量较次。生用或醋炙、酒炙用。

【性味】苦、咸、甘，温。

【归经】归肝、脾经。

【功效】活血止痛，化瘀止血。

【应用及配伍】

1. 瘀阻心脉之胸痹：蒲黄、丹参等。2. 瘀阻胞宫之闭经，痛经：益母草、当归、香附、桃仁、红花等。3. 外伤肿痛：乳香、没药等，共研末外敷患处。4. 瘀血内阻之出血证：蒲黄、三七等。

【用法】煎服，3～10 g，宜包煎。外用，适量。化瘀止血宜炒用，活血止痛宜生用。

【注意事项】血虚无瘀及孕妇慎用。不宜与人参同用。

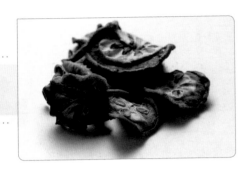

八月札
bā yuè zhá

【别名】覆子，木通子，八月瓜。

【药用部位】木通科植物木通、三叶木通、白木通的果实。

【主要产地】江苏、安徽、浙江等地。

【制法】8～9月间果实成熟而未开裂时采摘，晒干，或用沸水泡透后晒干。

【性味】甘，微寒。

【归经】归肝、胃经。

【功效】疏肝和胃，活血止痛，软坚散结。

【应用及配伍】

    1. 肝胃气滞所致脘腹胀满，胁肋疼痛：香附、青皮、白芍、川楝子等。 2. 瘰疬：金樱子、海金沙、天葵子等。

【用法】煎服：9～15 g。

【注意事项】气虚、阴虚者慎服，孕妇慎服。

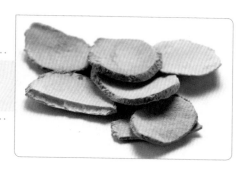

三　棱
sān léng

【别名】荆三棱，白三棱，京三棱。

【药用部位】黑三棱科植物黑三棱的块茎。

【主要产地】江苏、河南、山东等地。

【制法】冬季至次春挖取块茎，去掉茎叶、须根，洗净，削去外皮，晒干。切片，生用或醋炙后用。

【性味】辛、苦，平。

【归经】归肝、脾经。

【功效】破血消积。

【应用及配伍】

1. 癥瘕：莪术、香附等。2. 食积气滞，脘腹胀痛：青皮、麦芽等。

【用法】煎服，4.5～9 g。醋炙后可加强止痛作用。

【注意事项】孕妇及月经过多者忌用。

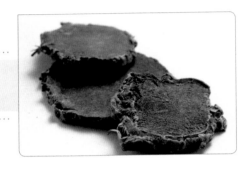

莪 术
é zhú

【别名】蓬术，羌七，广术。

【药用部位】姜科植物蓬莪术或温郁金、广西莪术的根茎。

【主要产地】蓬莪术主产于四川、广东、广西；温郁金又称温莪术，主产于浙江、温州；广西莪术又称桂莪术，主产于广西。

【制法】秋、冬两季茎叶枯萎后采挖。除去地上部分、须根、鳞叶，洗净蒸或煮至透心，晒干。切片，生用或醋炙用。

【性味】辛、苦，温。

【归经】归肝、脾经。

【功效】破血消积。

【应用及配伍】

　　1.癥瘕：当归、川芎、桃仁、三棱等。2.食积腹痛：枳壳、厚朴、木香、陈皮等。

【用法】煎服，6~9 g。外用，适量。醋炙后可加强止痛作用。

【注意事项】孕妇及月经过多者忌用。

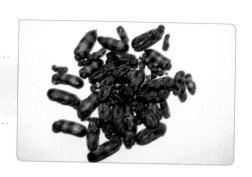

斑 蝥
bān máo

【别名】龙尾，羊米虫。

【药用部位】芫青科昆虫南方大斑蝥或黄黑小斑蝥的干燥体。

【主要产地】全国大部分地区均有，主产于辽宁、河南、广西等地。

【制法】夏、秋二季于清晨露水未干时捕捉。闷死或烫死，去头、足、翅，晒干。生用或与糯米同炒至黄黑色，去米，研末用。

【性味】辛，寒。有大毒。

【归经】归肝、胃、肾经。

【功效】破血消癥，攻毒蚀疮。

【应用及配伍】

1. 癥瘕：三棱、莪术等。2. 瘀阻胞宫之闭经：桃仁、大黄等。3. 恶疮：可单用本品研末外敷患处。4. 顽癣：枯矾等，以白醋浸泡后涂搽患处。5. 瘰疬：白砒、青黛、麝香等，研末外撒患处。

【用法】内服多入丸、散，0.03~0.06 g。内服需与糯米同炒，或配青黛、丹参以缓其毒。外用，适量。

【注意事项】本品有大毒，内服宜慎，应严格掌握剂量。体弱者、孕妇禁用。外用对皮肤、黏膜有很强的刺激作用，能引起皮肤发红、灼热、起疱，甚至腐烂，故不宜久敷和大面积使用。

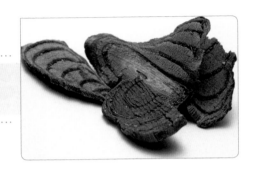

鸡血藤
jī xuè téng

【别名】血藤，大血藤。

【药用部位】豆科植物密花豆的干燥藤茎。

【主要产地】广西、云南等地。

【制法】秋、冬两季采收茎藤，除去枝叶及杂质，润透，切片，晒干。生用或熬膏用。

【性味】苦、微甘，温。

【归经】归肝、肾经。

【功效】活血调经，舒筋通络。

【应用及配伍】

1. 瘀阻胞宫之月经不调、痛经：桃仁、红花、当归、川芎、香附、郁金等。2. 风湿痹痛：羌活、独活、秦艽、威灵仙等。

【用法】煎服，9～15 g。或熬膏服。

【注意事项】月经过多者不宜用。

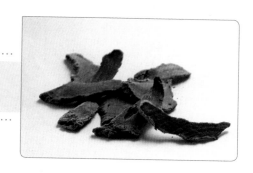

姜 黄
jiāng huáng

【别名】色姜黄，子姜黄。

【药用部位】姜科植物姜黄的干燥根茎。

【主要产地】四川、福建等地。

【制法】冬季茎叶枯萎时采挖，除去须根。煮或蒸至透心，晒干，切厚片。生用。

【性味】辛、苦，温。

【归经】归肝、脾经。

【功效】活血行气，通经止痛。

【应用及配伍】

1. 气滞血瘀之胸胁疼痛：川芎、延胡索、郁金、柴胡等。

2. 瘀阻心脉之胸痹：丹参、郁金、乌药、赤芍等。3. 瘀阻胞宫之闭经、痛经：益母草、当归、川芎、桃仁、红花等。

4. 风湿痹痛：羌活、防风、威灵仙等。

【用法】煎服，3~9g。外用，适量研末，油调外敷。

【注意事项】血虚无气滞血瘀者慎用，孕妇忌用。

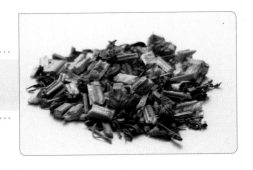

益母草
yì mǔ cǎo

【别名】茺蔚草，坤草，益母蒿。

【药用部位】唇形科植物益母草的新鲜或干燥地上部分。

【主要产地】我国大部分地区均产。

【制法】通常在夏季茎叶茂盛、花未开或初开时采割，除去杂质，洗净，润透，切段后干燥。生用或熬膏用。

【性味】辛、苦，微寒。

【归经】归心、肝、膀胱经。

【功效】活血调经，利水消肿，清热解毒。

【应用及配伍】

　　1.瘀阻胞宫之月经不调：当归、川芎、红花、郁金等。2.小便不利，水肿：车前子、泽兰、牛膝等。3.酸痛肿毒，皮肤痒疹：单用鲜品捣敷或煎汤，或加苦参、黄柏内服。

【用法】煎服，9～30ｇ，亦可入膏剂或丸剂。外用，适量捣敷患处，或煎汤外洗。

【注意事项】孕妇禁用，无瘀滞及阴虚血少者忌用。

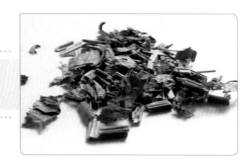

泽 兰
zé lán

【别名】地瓜儿，竹节草，水香。

【药用部位】唇形科植物毛叶地瓜儿苗的干燥地上部分。

【主要产地】全国大部分地区均产，主产于黑龙江、辽宁、浙江等地。

【制法】夏、秋两季茎叶茂盛时采割，晒干。除去杂质、泥土，润透，切段，干燥后生用。

【性味】苦、辛，微温。

【归经】归肝、脾经。

【功效】活血化瘀，通经利水。

【应用及配伍】

1.瘀阻胞宫之月经不调：当归、川芎、郁金、益母草等。

2.水肿，小便不利：益母草、牛膝等。3.跌打损伤：乳香、没药、桃仁、红花等。

【用法】煎服，6~12 g。外用，适量。

【注意事项】孕妇忌用，血虚及无瘀滞者慎用。

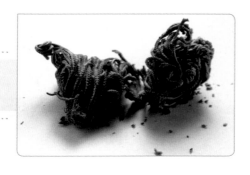

卷 柏
juǎn bǎi

【别名】长生草，一把抓，老虎爪，万年松。

【药用部位】卷柏科植物卷柏或垫状卷柏的干燥全草。

【主要产地】福建、广东、广西、浙江等地。

【制法】全年均可采收，除去须根及泥沙，晒干。

【性味】辛，平。

【归经】归心、肝经。

【功效】活血通经。

【应用及配伍】

　　1.经闭不育：当归、川芎、丹皮、白术、白芍、路路通等。

　　2.痛经：木香、乌药、苏木、金铃子等。3.癥瘕痞块：当归、川芎、丹皮、白术等。4.跌扑损伤：鲜品水煎服。

【用法】煎服，4.5～9 g。

【注意事项】孕妇忌服。

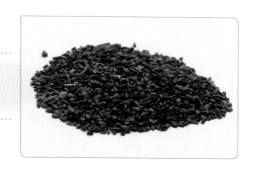

茺蔚子
chōng wèi zǐ

【别名】苦草子，益母草子，小胡麻，六角天麻。

【药用部位】唇形科植物益母草的干燥成熟果实。

【主要产地】全国大部分地区均产。

【制法】秋季果实成熟时采割地上部分，晒干，打下果实，除去杂质。

【性味】辛、苦，微寒。

【归经】归心包、肝经。

【功效】活血调经，清肝明目。

【应用及配伍】

1. 瘀阻胞宫之月经不调：川芎、当归、益母草、泽兰等。

2. 肝火上炎之目赤翳障：青葙子、决明子等。

【用法】煎服，4.5～9 g。

【注意事项】瞳孔散大者慎用。

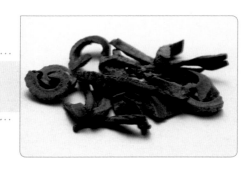

紫荆皮
zǐ jīng pí

【别名】紫荆木皮，内消，白林皮。

【药用部位】木兰科南五味子属植物南五味子、千屈菜科紫薇属植物紫薇及豆科紫荆属植物紫荆等的树皮。

【主要产地】湖南、湖北、四川等地。

【制法】7~8月采收树皮，刷去泥沙，晒干。

【性味】苦，平。

【归经】归肝、脾经。

【功效】活血通经，消肿解毒。

【应用及配伍】

1. 筋骨疼痛，风湿痹痛：秦皮、当归、川牛膝、木瓜、羌活等。2. 跌打损伤：乳香、没药、川芎、当归等。3. 瘀阻胞宫之月经不调：益母草、香附、当归等。

【用法】煎服，6~15 g。外用，研末调敷。

【注意事项】孕妇忌用。

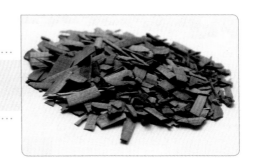

鬼箭羽
guǐ jiàn yǔ

【别名】卫矛，六月凌，鬼见愁，四面锋，风枪林。

【药用部位】卫矛科植物卫矛的具翅状物的枝条或翅状附属物。

【主要产地】河北、山东、陕西、江苏、浙江等地。

【制法】全年均可采，割取枝条后，取其嫩枝，晒干。或收集其翅状物，晒干。

【性味】苦，寒。

【归经】归肝经。

【功效】破血通经，杀虫。

【应用及配伍】

　　1.癥瘕：桃仁、红花、归尾、赤芍、丹皮、牛膝等。2.虫积腹痛：乌梅、木香、白术、白芍等。

【用法】煎服，4~9 g。外用，适量。

【注意事项】孕妇忌用。

穿山甲
chuān shān jiǎ

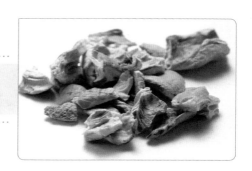

【别名】山甲片。

【药用部位】鲮鲤科动物鲮鲤的鳞甲。

【主要产地】广西、广东、云南等地，尾部甲片药效大，以广西产品为佳。

【制法】全年均可捕捉，捕捉后杀死置沸水中略烫，取下鳞片，洗净，晒干生用；或砂烫至鼓起，洗净，干燥；或炒后再以醋淬后用，用时捣碎。

【性味】咸，微寒。

【归经】归肝、胃经。

【功效】活血消癥，下乳通经，消肿排脓。

【应用及配伍】

1.癥瘕：三棱、莪术等。2.产后乳汁不下：王不留行、漏芦等。3.瘀阻胞宫之闭经：当归、川芎、桃仁、香附等。4.疮痈肿毒：①初起红肿：银花、贝母、桃仁、赤芍等；②脓已成而未溃：皂刺等。

【用法】煎服，5~9 g，一般炮制后用。研末服，1~1.5 g，效果较好。

【注意事项】孕妇慎用。痈疽已溃者忌用。

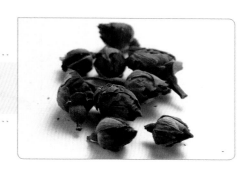

月季花
yuè jì huā

【别名】明红，长春红。

【药用部位】蔷薇科植物月季的花。

【主要产地】全国各地均产，主产于江苏、山东、山西等地，尤以江苏产量大、品质佳。

【制法】全年均可采收，花微开时采摘。阴干或低温干燥。

【性味】甘、淡、微苦，平。

【归经】归肝经。

【功效】活血调经，疏肝解郁。

【应用及配伍】

1.气滞血瘀之月经不调：香附、当归、桃仁、红花、川芎等。2.肝气郁结之胁肋胀痛：柴胡、延胡索、白芍、郁金、木香等。3.疮痈肿毒，瘰疬，跌打损伤：本品鲜品捣敷患处，或配夏枯草、浙贝母等内服。

【用法】煎服，1.5~4.5 g，不宜久煎，或开水泡服。外用，适量。

【注意事项】孕妇慎用。不可过量服用。

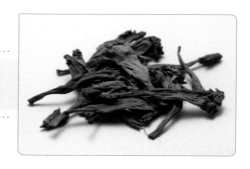

凌霄花
líng xiāo huā

【别名】紫葳。

【药用部位】紫葳科植物凌霄或美洲凌霄的花。

【主要产地】全国各地均产，主产于江苏、浙江等地，以江苏苏州的产品最优。

【制法】夏、秋两季花盛开时采摘。晒干或低温干燥。生用。

【性味】辛，微寒。

【归经】归肝、心包经。

【功效】活血通经，祛风凉血。

【应用及配伍】

　　1.瘀阻胞宫之闭经，痛经：当归、川芎、赤芍、玫瑰花等。

　　2.癥瘕：桃仁、三棱、莪术等。3.风疹瘙痒：紫草、丹皮等。

【用法】煎服，5~9 g。外用，适量。

【注意事项】孕妇忌用。

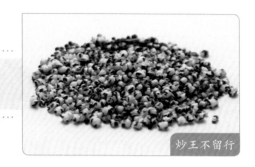

炒王不留行

王不留行
wáng bù liú xíng

【别名】大麦牛，留行子。

【药用部位】石竹科植物麦蓝菜的干燥、成熟种子。

【主要产地】全国各地均产，主产于江苏、河北、山东等地，以产于河北邢台者质优。

【制法】夏季果实成熟、果皮尚未开裂时采割植株，晒干，打下种子，除去杂质。晒干生用或炒用。

【性味】苦，平。

【归经】归肝、胃经。

【功效】活血通经，下乳消痈，利水通淋。

【应用及配伍】

1. 瘀阻胞宫之痛经、闭经：红花、赤芍、当归、川芎等。

2. 产后乳汁不下：漏芦、路路通等。 3. 乳痈：蒲公英、瓜蒌等。 4. 热淋，血淋，石淋等：滑石、石韦、瞿麦等。

【用法】煎服，4.5~9 g。外用，适量。

【注意事项】孕妇慎用。

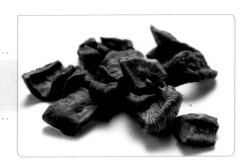

水 蛭
shuǐ zhì

【别名】蚂蟥。

【药用部位】水蛭科动物蚂蟥、水蛭或柳叶蚂蟥的干燥全体。

【主要产地】全国大部分地区均有出产。

【制法】夏秋季捕捉。捕捉后洗净，用沸水烫死，切段晒干或低温干燥。生用，或用滑石粉烫后用。

【性味】咸、苦，平。有小毒。

【归经】归肝经。

【功效】破血消癥。

【应用及配伍】

癥瘕，血瘀经闭，跌打损伤：三棱、莪术、桃仁、红花等。

【用法】煎服，1.5～3 g。研末服，0.3~0.5 g。或以鲜活者放置于瘀肿局部以吸血消肿。

【注意事项】孕妇及月经过多者忌用。

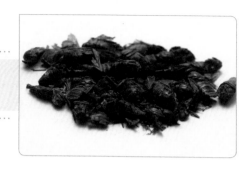

虻　虫
méng chóng

【别名】牛蚊子，牛蝇子。

【药用部位】虻科昆虫复带虻或华虻及其同属近缘昆虫的雌虫体。

【主要产地】各地均有，以畜牧区最多。主产于广西、四川、浙江等地。

【制法】5~6 月间捕捉，沸水烫或稍蒸，晒干即可。一般去翅、足炒过用。

【性味】苦，微寒。有小毒。

【归经】归肝经。

【功效】破血消癥。

【应用及配伍】

　　*癥瘕，血瘀经闭，跌打损伤：*三棱、莪术、桃仁、水蛭等。

【用法】煎服，1 ~ 1.5 g。

【注意事项】孕妇及体虚无瘀者、腹泻者忌用。

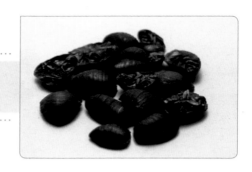

土鳖虫
tǔ biē chóng

【别名】土元。

【药用部位】鳖蠊科昆虫地鳖或冀地鳖雌虫的全体。

【主要产地】全国均有，主产于湖南、湖北、江苏、河南，江苏的
产品最佳。

【制法】野生者，夏季捕捉；饲养者全年可捕捉。用沸水烫死，晒
干或烘干。

【性味】咸，寒。有小毒。

【归经】归肝经。

【功效】破血逐瘀，续筋接骨。

【应用及配伍】

1. 瘀阻胞宫之闭经，腹痛：桃仁、红花、益母草、泽兰等。

2. 癥瘕：桃仁、虻虫、莪术等。3. 骨折筋伤肿痛：乳香、
没药、骨碎补等。

【用法】煎服，3~9 g。研末服，1~1.5 g，黄酒送服。

【注意事项】孕妇忌用。

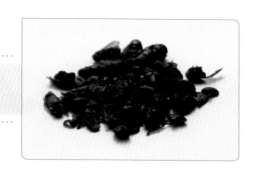

蜣螂虫
qiāng láng chóng

【别名】推粪虫，铁甲将军，转丸，推丸。

【药用部位】鞘翅目金龟子科昆虫蜣螂的干燥全虫。

【主要产地】浙江、江苏、河北、湖北等地。

【制法】一般6~8月间捕捉，沸水中烫死，烘干。

【性味】咸、寒，有毒。

【归经】归肝、胃、大肠经。

【功效】破瘀散结，定惊，通便，拔毒去腐。

【应用及配伍】

　　1.癥瘕。2.惊痫。3.腹胀便秘。4.恶疮。

【用法】煎服，3~5 g。外用，适量研末外敷。

【注意事项】体虚者及孕妇忌服。

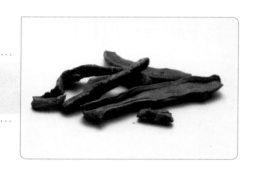

骨碎补
gǔ suì bǔ

【别名】毛姜，申姜，岩姜。

【药用部位】水龙骨科植物槲蕨或中华槲蕨的根茎。

【主要产地】前者主产于浙江、湖北、广东，后者主产于陕西、甘肃、青海等。

【制法】全年均可采挖，以冬春两季为主。除去叶及鳞片，洗净，润透，切片，干燥。生用或砂烫用。

【性味】苦，温。

【归经】归肝、肾经。、

【功效】活血续伤，补肾强骨。

【应用及配伍】

　　1.骨折筋伤肿痛：乳香、没药、苏木等。2.肾虚之腰腿酸痛：熟地、山药、山茱萸、杜仲、牛膝等。

【用法】煎服，3～9 g，鲜品6～15 g。外用，适量研末调敷或鲜品捣敷，亦可浸酒擦患处。

【注意事项】阴虚火旺、血虚风燥者慎用。

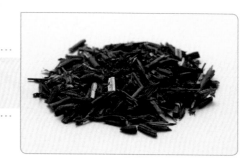

刘寄奴
liú jì nú

【别名】六月雪，九里光。

【药用部位】菊科植物奇蒿的全草。

【主要产地】浙江、江苏、江西等地。

【制法】8~9 月开花时割取地上部分，除去泥土，晒干，切段入药。

【性味】辛，苦，温。

【归经】归心、肝、脾经。

【功效】化瘀疗伤，通经，消食化积。

【应用及配伍】

1.跌打损伤：苏木、赤芍、红花等。2.瘀阻胞宫之闭经，痛经：当归、川芎、益母草等。3.食积不化，脘腹胀痛：山楂、枳壳、白术等。

【用法】煎服，3~10 g。外用，适量。

【注意事项】孕妇慎用。

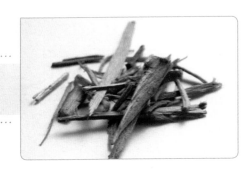

苏 木
sū mù

【别名】苏枋，棕目，红苏木。

【药用部位】豆科植物苏木的芯材。

【主要产地】广西、广东、云南等地，以广西的产品为佳。

【制法】全年均可采伐，取树干，除去枝皮及边材，留取中心部分，锯段，晒干。炮制时，将其刨成薄片或砍成小块，或蒸软切片用。

【性味】甘、咸、辛，平。

【归经】归心、肝经。

【功效】化瘀通经，活血疗伤，消肿止痛。

【应用及配伍】

1. 瘀阻胞宫之闭经，腹痛：当归、川芎、香附等。2. 骨折筋伤肿痛：乳香、没药等。

【用法】煎服，3 ~ 9 g。外用，适量研末撒敷患处。

【注意事项】月经过多者及孕妇忌用。

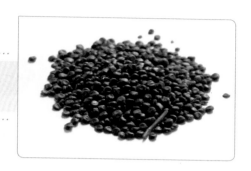

红花子
hóng huā zǐ

【别名】红蓝子，白平子。

【药用部位】菊科植物红花的果实。

【主要产地】江苏等地。

【制法】果实成熟后采摘，晒干。

【性味】辛，微寒。

【归经】归心、肝经。

【功效】活血解毒。

【应用及配伍】

　　1.疮疡外发不畅：麻黄、升麻、紫草茸等。2.腹内瘀血
　　刺痛。

【用法】煎汤或入丸、散。

【注意事项】孕妇及月经过多者忌用。

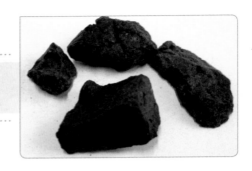

儿 茶
ér chá

【别名】孩儿茶。

【药用部位】豆科植物儿茶的去皮枝、干的干燥煎膏。

【主要产地】云南、广西等地。

【制法】冬季采收枝、干，除去外皮，砍成大块，加水煎膏，浓缩，干燥。打碎生用。

【性味】苦、涩，凉。

【归经】归心、肺经。

【功效】活血疗伤，收湿敛疮，止血生肌。

【应用及配伍】

    1. 跌打损伤：①外伤出血：白及、血竭等；②内伤出血：三七等。2. 疮疡久溃：乳香、没药、龙骨等，共研末外敷患处。

【用法】煎服，1~3 g。多入丸、散。外用，适量研末外敷患处。

【注意事项】孕妇慎用。

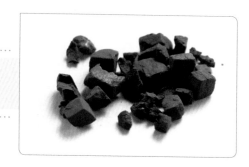

自然铜
zì rán tóng

【别名】方块铜。

【药用部位】天然黄铁矿，主含二硫化铁（FeS_2）。

【主要产地】四川、湖南、云南等地。

【制法】全年均可采集。采后除去杂质，砸碎，以火煅透，醋淬，研末或水飞用。

【性味】辛，平。

【归经】归肝经。

【功效】化瘀止痛，续骨疗伤。

【应用及配伍】

　　骨折筋伤肿痛：乳香、没药等。

【用法】煎服，3～9 g。入丸、散，每次0.3 g。外用，适量。

【注意事项】不宜久服。凡阴虚火旺、血虚无瘀者慎用。

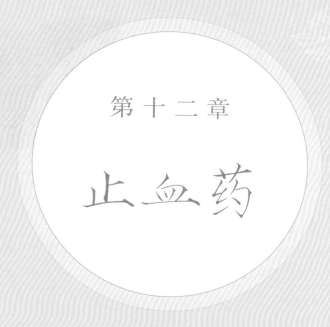

第 十 二 章

止血药

　　凡能制止体内外出血的药物，称为止血药。

　　止血药的药性各有不同。药性寒凉者，能凉血止血，适用于血热之出血；药性温热者，能温经止血，适用于虚寒出血；兼有化瘀作用者，能化瘀止血，适用于出血而兼有瘀血；药性收敛者，能收敛止血，可用于出血日久不止等。止血药主要用于治疗各药用部位出血病证，如咯血、衄血、吐血、尿血、便血、崩漏、紫癜及创伤出血等。

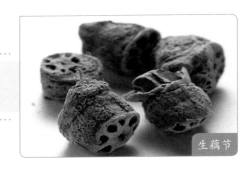

生藕节

藕 节
ǒu jié

【别名】光藕节，藕节巴。

【药用部位】睡莲科植物莲的根茎节部。

【主要产地】湖南、湖北、浙江等地。

【制法】秋、冬二季采挖根茎（藕），切取其节部，洗净，晒干。生用或炒炭用。

【性味】甘、涩，平。

【归经】归肺、肝、胃经。

【功效】收敛止血。

【应用及配伍】

　　1. 咯血：枇杷叶、阿胶、白及等。2. 吐血：生地、丹皮、白及等。3. 血淋：小蓟、大蓟、滑石、通草等。

【用法】煎服，9～15 g。

【注意事项】出血兼有瘀滞者宜与其他药物配伍使用。

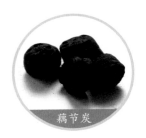

藕节炭

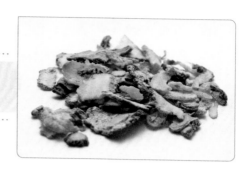

白　及
bái jí

【别名】刀口药，鱼眼兰，明白及。

【药用部位】兰科植物白及的块茎。

【主要产地】贵州、四川、湖南等地。

【制法】夏、秋二季采挖，除去须根，洗净，立即加工。置沸水中煮或蒸至无白芯，晒至半干，除去外皮，晒干。生用。

【性味】苦、甘、涩，寒。

【归经】归肺、胃、肝经。

【功效】收敛止血，消肿生肌。

【应用及配伍】

1.咯血：生地、丹皮、赤芍、仙鹤草等。2.吐血：地榆、当归、茜草、阿胶等。3.疮疡痈肿：①未溃：银花、知母、贝母、天花粉、皂刺等；②已溃：黄连、五倍子等共研为末外敷患处。4.水火烫伤：可单用本品研末，油调外敷患处。

【用法】煎服，6～15 g。研末吞服，每次3～6 g。外用，适量。

【注意事项】不宜与乌头类药材同用。

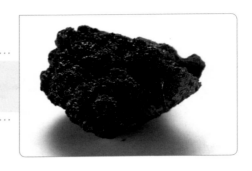

血余炭
xuè yú tàn

【别名】乱发炭。

【药用部位】人发制成的炭化物。

【主要产地】各地均有。

【制法】收集头发，除去杂质，用碱水洗去油垢，清水漂净，晒干。焖煅成炭用。

【性味】苦涩，平。

【归经】归肝、胃、膀胱经。

【功效】收敛化瘀止血，利尿。

【应用及配伍】

1. 兼有瘀滞之出血：①咯血：枇杷叶、藕节等；②吐血：黄连、白及等；③血淋：小蓟、蒲黄等；④便血：地榆、槐花等。2. 小便不利，石淋，血淋：滑石、小蓟、淡竹叶、猪膏等。

【用法】煎服，4.5～9 g。外用，适量。

【注意事项】无瘀滞者慎用。

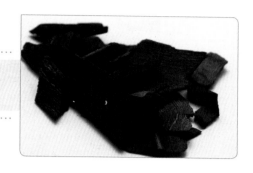

棕榈炭
zōng lú tàn

【别名】棕榈皮。

【药用部位】棕榈科植物棕榈的干燥叶柄及叶鞘纤维（即叶柄基底部之棕毛）。

【主要产地】广东、福建、云南等地。

【制法】全年可采，一般多在9~10月间采收，以陈久者为佳。采集时，割取叶柄下延部分及鞘片，除去纤维状棕毛，晒干。切成小片，煅炭用。

【性味】苦、涩，平。

【归经】归肝、肺、大肠经。

【功效】收敛止血。

【应用及配伍】

1.各种出血，尤善崩漏下血：仙鹤草、益母草、侧柏叶、地榆炭、蒲黄炭等。2.久泻久痢：可单用本品研末调服。

【用法】煎服，3~9 g。研末服，1~1.5 g。外用，适量。

【注意事项】出血兼有瘀滞，湿热下痢初起者慎用。

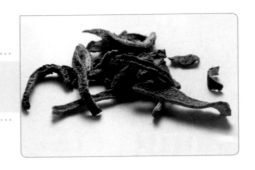

仙鹤草
xiān hè cǎo

【别名】黄牛尾，龙芽草，脱力草。

【药用部位】蔷薇科植物龙牙草的全草。

【主要产地】浙江、江苏、湖南等地。

【制法】夏、秋二季茎叶茂盛时采割，除去杂质，晒干。生用或炒炭用。

【性味】苦、涩，平。

【归经】归心、肝经。

【功效】收敛止血，截疟，补虚。

【应用及配伍】

1. 吐血：生地、赤芍、丹皮、藕节等。2. 尿血：小蓟、白茅根等。3. 便血：地榆、槐花等。4. 疟疾：常山、青蒿等。

5. 气血亏虚证：党参、黄芪、山药、阿胶等。

【用法】煎服，6～12 g。外用，适量。

【注意事项】急性肠炎、痢疾者不宜使用。

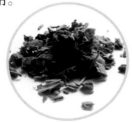

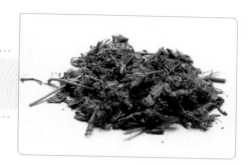

小蓟
xiǎo jì

【别名】刺儿菜，猫蓟，刺角菜等。

【药用部位】菊科植物刺儿菜或刻叶刺儿菜的地上部分或根。

【主要产地】全国大部分地区均产。

【制法】夏、秋季花期采集，除去杂质，晒干。生用或炒炭用。

【性味】甘、苦，凉。

【归经】归心、肝经。

【功效】凉血止血，祛瘀消肿，解毒。

【应用及配伍】

　　1.血热动血之出血：大蓟、荷叶、侧柏叶、茅根、茜草根、棕榈皮等。2.疮痈肿毒属热证者：野菊花、蒲公英、紫花地丁等。

【用法】煎服，4.5~9 g；鲜品可用至30~60 g。外用，适量捣敷患处。

【注意事项】脾胃虚寒者及孕妇慎用。

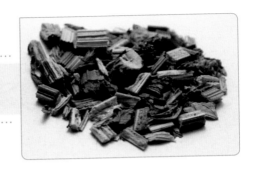

大　蓟
dà jì

【别名】刺蓟，山牛蒡等。

【药用部位】菊科植物大蓟的地上部分或根。

【主要产地】全国大部分地区均产。

【制法】华北地区多用地上部分，华东地区多用地上部分及根，中
南及西南地区多用根。夏、秋季花开时割取地上部分，或
秋末挖根，除去杂质，晒干。生用或炒炭用。

【性味】甘、苦，凉。

【归经】归心、肝经。

【功效】凉血止血，祛瘀消肿，解毒。

【应用及配伍】

1.血热动血之出血：小蓟、荷叶、侧柏叶、茅根、茜草根、
大黄、山栀子等。2.疮痈肿毒属热证者：银花、连翘、蒲
公英等。

【用法】煎服，9～15 g；鲜品可用至30～60 g。外用，适量捣敷
患处。

【注意事项】脾胃虚寒者及孕妇慎用。

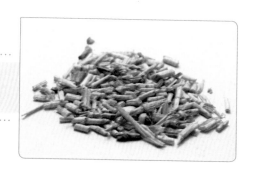

白茅根
bái máo gēn

【别名】毛草根，茅柴根，甜草根。

【药用部位】禾本科植物白茅的根茎。

【主要产地】全国各地均有产，但以华北地区较多。

【制法】春、秋二季采挖，除去须根及膜质叶鞘，洗净，晒干。切段生用或炒炭用。

【性味】甘，寒。

【归经】归肺、胃、膀胱经。

【功效】凉血止血，利水通淋，清肺止咳，清胃止呕。

【应用及配伍】

　　1. 血淋属热证者：小蓟、生地、滑石、通草、蒲黄、藕节等。2. 肺热咳喘：黄芩、桑白皮、前胡、桔梗等。3. 胃热呕吐：黄连、生地等。

【用法】煎服，9~30 g；鲜品加倍。

【注意事项】脾胃虚寒者忌用。

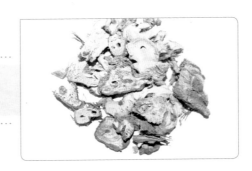

苎麻根
zhù má gēn

【别名】野麻，青麻，线麻。

【药用部位】荨麻科植物苎麻的根和根茎。

【主要产地】我国中部、南部、西南均有产，主产于江苏、浙江、安徽等地。

【制法】冬、春季采挖，洗净，晒干。切段生用。

【性味】甘，寒。

【归经】归心、肝经。

【功效】凉血止血，清热安胎，利湿解毒。

【应用及配伍】

　　1. 血热之出血不止，气随血脱：人参、蛤粉等。2. 怀胎蕴热之胎动不安，胎漏下血：黄芩、地黄、阿胶等。3. 湿热下注之热淋，血淋：白茅根、小蓟等。4. 热毒痈肿：与野菊花共捣烂外敷患处。

【用法】煎服，10～30 g；鲜品加倍。外用，适量捣敷或煎汤熏洗。

【注意事项】脾胃虚弱、久病泄泻及非血热致病者忌服。

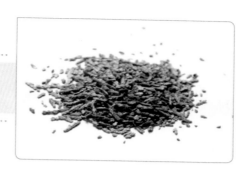

侧柏叶
cè bǎi yè

【别名】扁柏，片柏，柏叶。

【药用部位】柏科植物侧柏的干燥枝叶。

【主要产地】除新疆、西藏外，全国各地均有产。

【制法】多在夏、秋季节采收，除去粗梗及杂质，阴干。生用或炒炭用。

【性味】苦、涩，寒。

【归经】归肺、肝、脾经。

【功效】凉血止血，清肺止咳，生发。

【应用及配伍】

1. 血热动血之出血：大蓟、小蓟、荷叶、茅根、茜草根、大黄、山栀子等。2. 肺热咳嗽：黄芩、山栀、桑白皮、浙贝、桔梗、麦冬等。3. 血热之脱发：可单用本品研末，油调外用。

【用法】煎服，6~12 g。外用，适量。止血多炒炭用，祛痰止咳生用。

【注意事项】脾胃虚寒者慎用。不宜长时间大剂量用药。

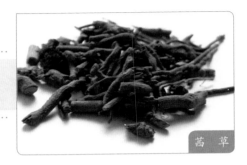

茜 草
qiàn cǎo

【别名】血见愁，女儿红，入骨丹。

【药用部位】茜草科植物茜草的干燥根及根茎。

【主要产地】安徽、江苏、山东等地。

【制法】春、秋二季采挖，除去茎苗、泥土及细须根，洗净，晒干。生用或炒用。

【性味】苦，寒。

【归经】归肝经。

【功效】凉血止血，化瘀通经。

【应用及配伍】

  1.血热动血之出血：大蓟、小蓟、荷叶、茅根、侧柏叶、大黄、山栀子等，并随证加减。2.跌打损伤：乳香、没药等。

  3.瘀阻胞宫之闭经：川芎、当归、赤芍、桃仁、红花等。

  4.风湿痹痛：鸡血藤、海风藤、延胡等。

【用法】煎服，6～9g。止血宜炒炭用，其他生用或炒用。

【注意事项】脾胃虚弱、精衰血少、阴虚火旺者慎用，无瘀滞者忌用。

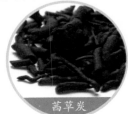
茜草炭

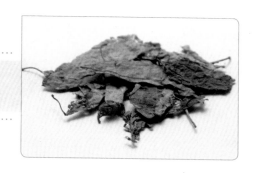

紫 珠
zǐ zhū

【别名】紫珠草，紫荆。

【药用部位】马鞭草科植物杜虹花或紫珠的叶。

【主要产地】前者分布于陕西及河南南部至长江以南各省，后者分布于东南沿海各地。

【制法】夏、秋季采收，除去杂质，晒干。生用。

【性味】苦、涩，凉。

【归经】归肝、肺、胃经。

【功效】凉血止血，清热解毒。

【应用及配伍】

　　1. 咯血：蛤粉、阿胶珠、枇杷叶、藕节等。2. 呕血：生地、丹皮、白及等。3. 疮疡肿毒：可单用本品鲜品捣烂外敷患处，亦可与其他清热解毒之品配伍使用。

【用法】煎服，10~15 g；研末，1.5~3 g。外用，适量。

【注意事项】脾胃虚寒者慎用。

槐 花
huái huā

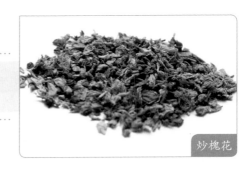

炒槐花

【别名】槐蕊。

【药用部位】豆科植物槐的干燥花蕾及花。

【主要产地】全国各地区均产，以黄土高原和华北平原为多。

【制法】夏季花未开放时采收其花蕾，称为"槐米"；花开放时采收，称为"槐花"。采收后除去花序的枝、梗及杂质，及时干燥。生用、炒用或炒炭用。

【性味】苦，微寒。

【归经】归肝、大肠经。

【功效】凉血止血，清肝泻火。

【应用及配伍】

1. 热证之痔疮出血：地榆、生地、白芍、黄连、当归等。

2. 血热动血之便血：地榆、侧柏叶、荆芥穗等。3. 肝火上攻之目赤肿痛：决明子、菊花、夏枯草等。

槐花炭

【用法】煎服，5~9g。外用，适量。清热降火宜生用，止血宜炒用或炒炭用。

【注意事项】脾胃虚寒及阴虚发热而无实火者慎用。

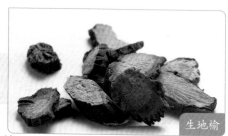

生地榆

地　榆
dì yú

【别名】枣儿红，西地榆，红地榆。

【药用部位】蔷薇科植物地榆或长叶地榆的根。

【主要产地】前者产于我国南北各地，后者习称"绵地榆"，主产于安徽、浙江、江苏等地。

【制法】春季将发芽时或秋季植株枯萎后采挖。除去须根，洗净，晒干。生用，或炒炭用。

【性味】苦、酸、涩，微寒。

【归经】归肝、胃、大肠经。

【功效】凉血止血，解毒敛疮。

【应用及配伍】

1. 热证之痔疮出血：槐角、黄芩、黄连、枳壳、当归、防风等。2. 血热动血之便血：槐花、白芍、黄芩、升麻、乌梅、甘草等。3. 热证之疮痈肿毒：银花、蒲公英、野菊花、板蓝根等。4. 水火烫伤：可与虎杖、大黄等共研末，以麻油调敷患处。

【用法】煎服，9～15 g。外用，适量。

【注意事项】虚寒性便血、下痢、崩漏及出血有瘀者慎用。对于大面积烧伤患者，不宜使用地榆制剂外涂，以防其所含鞣质被大量吸收而引起中毒性肝炎。

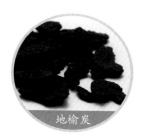

地榆炭

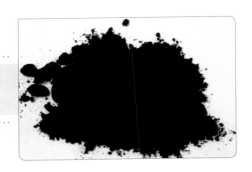

蒲 黄
pú huáng

【别名】蒲里花粉，蒲花，蒲棒花粉。

【药用部位】香蒲科植物水烛香蒲、东方香蒲或同属植物的干燥花粉。

【主要产地】浙江、江苏、安徽等地。

【制法】夏季采收蒲棒上部的黄色雄性花序，晒干后碾轧，筛取细粉。生用或炒用。

【性味】甘，平。

【归经】归肝、心包经。

【功效】止血化瘀，利水通淋。

【应用及配伍】

1. 出血证：与其他止血药配伍使用，如咯血可与枇杷叶、藕节、阿胶、生地等配伍使用，随证加减。2. 瘀血疼痛：五灵脂等。3. 跌打损伤：可单以本品外用。4. 血淋：小蓟、通草、冬葵子等。

【用法】煎服，5~9g，包煎。外用，适量研末外涂或调敷。止血多炒用。化瘀、利水通淋多生用。

【注意事项】血虚无瘀、血热妄行者忌用，孕妇慎用。

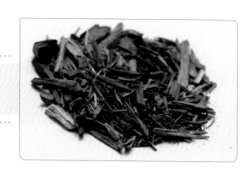

降 香
jiàng xiāng

【别名】紫藤香。

【药用部位】豆科植物降香檀树干和根的干燥心材。

【主要产地】海南、广东、广西等地。

【制法】全年均可采集。除去边材，劈成小块，阴干。生用。

【性味】辛，温。

【归经】归肝、脾经。

【功效】化瘀止血，行气止痛，降气辟秽。

【应用及配伍】

  1.瘀血内阻之吐血：丹皮、赤芍、紫珠草等。2.气滞血瘀之胸胁疼痛：延胡索、川芎、香附、郁金等。3.跌打损伤：乳香、没药等。4.吐泻腹痛：藿香、木香等。

【用法】煎服，9～15g，宜后下。外用，适量研末外敷。

【注意事项】孕妇忌用。

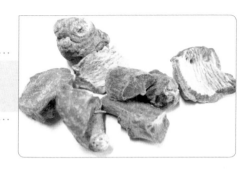

三 七
sān qī

【别名】田七，金不换。

【药用部位】五加科植物三七的干燥根。

【主要产地】云南、广西等地。

【制法】夏末秋初开花前或冬季种子成熟后采挖，去尽泥土，洗净，晒干。生用。用时捣碎或研细粉用。

【性味】甘、微苦，温。

【归经】归肝、胃经。

【功效】止血，散瘀，消肿，定痛。

【应用及配伍】

1. 吐血、衄血等：可单用本品研末，米汤调服。2. 跌打损伤出血：乳香、没药等，也可单用本品研末外敷患处。3. 无名痈肿：可单用本品研末，米醋调涂患处。4. 痈疽破烂：乳香、没药、血竭等。

【用法】煎服，3~9 g。研末吞服，1~3 g。外用，适量研末外涂或调敷。

【注意事项】孕妇慎用。

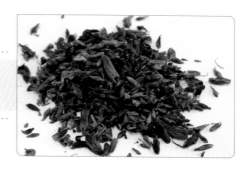

葛 花
gě huā

【别名】葛条花。

【药用部位】豆科植物野葛和甘葛藤的花。

【主要产地】湖南、广东、广西、河南等地。

【制法】立秋后当花未全开放时采收，去掉梗、叶，晒干。

【性味】甘，凉。

【归经】归胃经。

【功效】解酒醒脾，止血。

【应用及配伍】

　　1. 饮酒太过：人参、茯苓、陈皮、木香、枳椇子等。

　　2. 呕血：黄连等。

【用法】煎服，3~9 g。

【注意事项】脾胃虚寒者慎用。

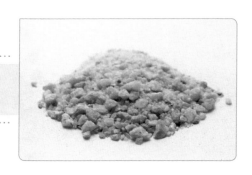

花蕊石
huā ruǐ shí

【别名】花乳石，白云石。

【药用部位】变质岩类岩石蛇纹大理岩的石块。

【主要产地】陕西、河南、河北等地。

【制法】全年可采，除去杂石及泥沙，洗净，干燥。砸成碎块用，或经火煅，研细后用。

【性味】酸、涩，平。

【归经】归肝经。

【功效】化瘀止血。

【应用及配伍】

出血证：①吐血：可单用本品煅为细末，用酒或醋，与童便和服；②咯血：桑白皮、地骨皮、三七粉、血余炭等。

【用法】内服，4.5~9 g，多研末吞服。外用，适量。

【注意事项】孕妇忌用。

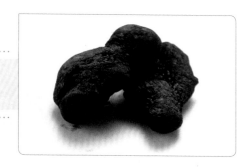

炮 姜
páo jiāng

【别名】黑姜。

【药用部位】姜科植物姜干燥根茎的炮制品。

【主要产地】四川、贵州等地。

【制法】以干姜砂烫至鼓起，表面呈棕褐色，或炒炭至外表色黑，内至棕褐色入药。

【性味】苦、涩，温。

【归经】归肝、脾经。

【功效】温经止血，温中止痛。

【应用及配伍】

　　1.血证属虚寒者：艾叶等。2.产后腹痛属寒证者：当归、川芎、桃仁、益母草等。

【用法】煎服，3～6 g。

【注意事项】热证者忌用。

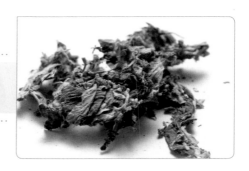

艾叶
ài yè

【别名】艾蒿，炙草。

【药用部位】菊科植物艾的叶。

【主要产地】全国大部分地区均产，以湖北蕲州产者为佳，称"蕲艾"。

【制法】夏季花未开时采摘，除去杂质，晒干或阴干。生用、捣绒或制炭用。

【性味】辛、苦，温。有小毒。

【归经】归肝、脾、肾经。

【功效】温经止血，散寒止痛，安胎，祛湿止痒。

【应用及配伍】

　　1.下元虚寒之崩漏下血：川芎、阿胶、当归、芍药等。2.寒凝胞宫之月经不调，痛经：香附、延胡索、熟地、当归等。3.胎动不安：熟地、白芍、黄芪等。4.泻痢霍乱，妇女带下及湿疹，疥癣：干姜、陈皮、苍术、黄柏等。

【用法】煎服，3~9 g。外用，适量。温经止血宜炒炭用，其余生用。

【注意事项】热证者忌用。不可过量使用。

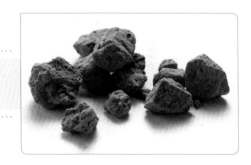

灶心土
zào xīn tǔ

【别名】伏龙肝。

【药用部位】烧木柴或杂草的土灶内底部中心的焦黄土块。

【主要产地】全国农村均有。

【制法】在拆修柴火灶或烧柴火的窑时，将烧结的土块取下，用刀削去焦黑部分及杂质即可。

【性味】辛，温。

【归经】归脾、胃经。

【功效】温中止血，止呕，止泻。

【应用及配伍】

　　1. 脾不统血之吐血，便血：党参、茯苓、炒白术、阿胶、炙甘草等。2. 脾胃虚寒之呕吐：炒白术、干姜、半夏等。

　　3. 脾虚之久泻：附子、干姜、白术等。

【用法】煎服，15~30 g，布包，先煎；或60~120 g，煎汤代水。外用，适量。

【注意事项】热证者忌用。

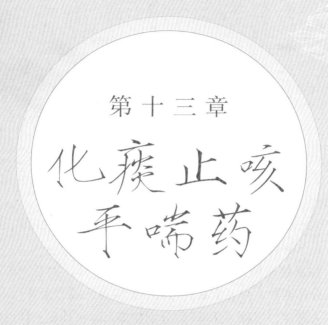

第十三章

化痰止咳平喘药

　　凡以祛痰、消痰、制止和减轻咳嗽气喘为主要作用的药物，称为化痰止咳平喘药。

　　在化痰药中，药性辛而燥者，多有燥湿化痰、温化寒痰的作用，主要用于治疗寒痰犯肺所致的喘咳痰多、色白、质稀，或湿痰犯肺所致的咳嗽痰多、色白成块，以及痰湿阻滞经络所引起的关节酸痛、痰核流注、瘰疬，或痰浊上壅、蒙蔽清窍所致中风痰迷、癫痫惊狂；药性甘苦微寒者，多有清化热痰、润燥化痰的作用，主要用于治疗热痰壅肺所致的痰多咳喘、痰稠色黄，或痰热犯肺所致的干咳少痰、咯痰不爽，以及痰火上扰的心烦不安，痰迷心窍的中风、癫狂，或痰火凝结所致的瘿瘤、瘰疬、痰核等证。止咳平喘药中，由于药物性味的不同，分别具有宣肺、降肺、泻肺、清肺、润肺、敛肺止咳平喘的作用，主要用于治疗各种原因引起的肺失宣降、痰壅气逆的咳喘证。

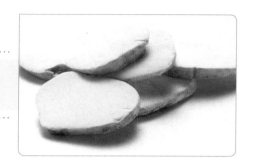

浙贝母
zhè bèi mǔ

【别名】土贝母，浙贝，象贝母，大贝。

【药用部位】百合科植物浙贝母的干燥鳞茎。

【主要产地】原产于浙江象山，现主产于浙江鄞县，江苏、安徽、湖南、江西等地亦产。

【制法】初夏植株枯萎时采挖，洗净，大小分开，大者除去芯芽，分作两片，呈元宝状，习称"元宝贝"或"大贝"，小者不去芯芽，习称"珠贝"，分别撞擦，除去外皮，拌以煅过的贝壳粉，吸去浆汁，干燥。用时打成碎块。或取鳞茎，大小分开，洗净，除去芯芽，趁鲜切成厚片，洗净，干燥。习称"浙贝片"。生用。

【性味】苦，寒。

【归经】归肺、心经。

【功效】清热化痰，消肿散结。

【应用及配伍】

　　1.风热、痰热咳嗽：黄芩、桑白皮、瓜蒌、杏仁、桔梗等。

　　2.瘰疬、瘿瘤：夏枯草、玄参、生牡蛎等。 3.疮痈，肺痈：连翘、蒲公英、鱼腥草、芦根等。

【用法】煎服，3～10 g。

【注意事项】不宜与乌头类药材同用。脾胃虚寒者及有湿痰者不宜用。

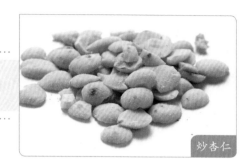

炒杏仁

苦杏仁
kǔ xìng rén

【别名】杏仁。

【药用部位】蔷薇科落叶乔木山杏、西伯利亚杏、东北杏、杏的干燥成熟种子。

【主要产地】内蒙古及东北、华北、西北、新疆及长江流域。

【制法】夏季采收成熟果实，除去果肉及核壳，取出种子，晾干或晒干，沸水烫去种皮。生用或炒用。

【性味】苦，微温。有小毒。

【归经】归肺、大肠经。

【功效】降气化痰，止咳平喘，润肠通便。

【应用及配伍】

1.痰浊阻肺之咳喘：麻黄、石膏、甘草等。2.肠燥便秘：火麻仁、郁李仁、桃仁等。

【用法】煎服，3～10 g，宜打碎入煎。

【注意事项】阴虚咳喘者及大便溏泻者忌用。本品有小毒，用量不宜过大。婴儿慎用。

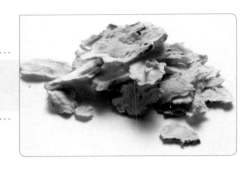

桔 梗
jié gěng

【别名】苦桔梗、梗草。

【药用部位】桔梗科植物桔梗的干燥根。

【主要产地】全国大部分地区均有。主产于安徽、湖北、河南、辽宁、河北等地。

【制法】春、秋二季采挖，除去须根，用竹片刮去外皮，放清水中浸 2～3 小时，或不刮去外皮，切片，晒干。生用。

【性味】苦、辛，平。

【归经】归肺经。

【功效】利咽祛痰，宣肺排脓，载药上行。

【应用及配伍】

1. 咽喉不利：薄荷、青果、胖大海、生甘草等。2. 痰浊咳嗽：瓜蒌、浙贝、杏仁等。3. 肺痈：鱼腥草、芦根、薏苡仁等。4. 胸中大气下陷：升麻、柴胡等。

【用法】煎服，3～10 g。

【注意事项】气机上逆，呕吐、呛咳、眩晕、阴虚火旺咯血者忌用。胃、十二指肠溃疡者慎用。不可过量服用。

葶苈子
tíng lì zǐ

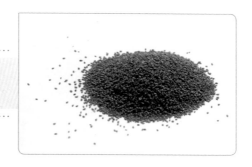

【别名】葶苈，独行菜子，大室，丁历。

【药用部位】十字花科植物独行菜或播娘蒿的干燥成熟种子。

【主要产地】"北葶苈"主产于河北、辽宁、内蒙古等地；"南葶苈"主产于江苏、山东、安徽等地。

【制法】夏季果实成熟时采割植株，晒干，搓出种子，筛去灰屑，簸去杂质。生用或炒用。

【性味】苦、辛，大寒。

【归经】归肺、膀胱经。

【功效】泻肺平喘，利水消肿。

【应用及配伍】

　　1.痰涎壅肺之喘不得卧：大枣等。2.悬饮：瓜蒌、椒目、茯苓等。

【用法】煎服，5~10 g。研末服，3~6 g。

【注意事项】虚证者忌用。

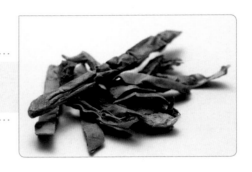

瓜 蒌
guā lóu

【别名】栝楼，瓜蒌实，全瓜蒌。

【药用部位】葫芦科植物栝楼或双边栝楼的干燥成熟果实。

【主要产地】河北、河南、安徽、浙江等地。

【制法】秋季果实成熟时连果柄剪下，置通风处阴干，勿碰破果皮，即为全瓜蒌。压扁，切丝或切块，生用或蜜炙用。或果实采摘后纵剖为二，挖出种子及果瓤，将果壳与种子分别干燥。瓜蒌壳生用或蜜炙用。种子生用或制霜用。

【性味】甘、微苦、寒。

【归经】归肺、胃、大肠经。

【功效】清热化痰，宽胸利气，散结消肿，润肠通便。

【应用及配伍】

1.痰热咳喘：黄芩、桔梗、陈皮、杏仁等。2.胸痹：半夏、枳实、薤白等。3.肺痈：芦根、冬瓜仁、薏苡仁等。4.肠燥便秘：火麻仁、杏仁、郁李仁等。

【用法】煎服，瓜蒌仁 10～15 g，瓜蒌皮 6～12 g，全瓜蒌 10～20 g。

【注意事项】脾虚便溏者及寒痰、湿痰证者忌用。不宜与乌头类药材同用。

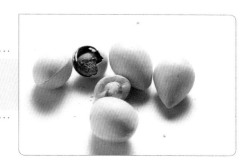

白　果
bái guǒ

【别名】银杏，鸭脚子。

【药用部位】银杏科植物银杏的干燥成熟种子。

【主要产地】全国各地均有栽培。主产于广西、四川、河南、山东等地。

【制法】秋季采收成熟果实，堆放地上或浸入水中，使果皮腐烂，或捣去肉质果皮，收集种子，洗净，稍蒸或略煮后烘干或晒干。用时打碎种皮取种仁，入药时须去掉其外层种皮及内层的藻皮和芯芽。生用或炒用。

【性味】甘、苦、涩，平。有毒。

【归经】归肺经。

【功效】化痰止咳，敛肺定喘，止带缩尿。

【应用及配伍】

1.痰浊阻肺之咳喘：麻黄、苏子、桑白皮、黄芩、款冬花、杏仁等。2.带下：薏苡仁、芡实等。3.遗尿：覆盆子、山萸肉、熟地等。

【用法】煎服，5~10 g，打碎后使用。

【注意事项】不可多用，小儿尤当注意。

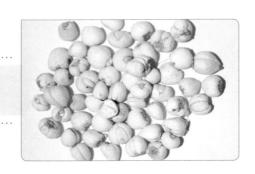

川贝母
chuān bèi mǔ

【别名】川贝，贝母，药实。

【药用部位】百合科植物川贝母、暗紫贝母、甘肃贝母、梭砂贝母的干燥鳞茎。

【主要产地】主产于四川、云南、甘肃等地。

【制法】夏、秋二季采挖，除去须根、粗皮，晒干或微火烘干。生用。

【性味】苦、甘，微寒。

【归经】归肺、心经。

【功效】清热化痰，润肺止咳，消肿散结。

【应用及配伍】

　　1.咳嗽：①肺热燥咳：知母、黄芩、栀子、麦冬、橘红、桑白皮等；②阴虚干咳：沙参、麦冬、玉竹、枇杷叶等；③久咳不愈：生地、麦冬、杏仁、五味子等。2.瘰疬：玄参、牡蛎、夏枯草等。3.瘿瘤：海藻、昆布等。4.痈肿：①乳痈：蒲公英等；②肺痈：鱼腥草、芦根、生薏苡仁等。

【用法】煎服，3～10 g。研末服，1～2 g。

【注意事项】不宜与乌头类药材同用。脾胃虚寒者及有湿痰者不宜用。

紫苏子
zǐ sū zǐ

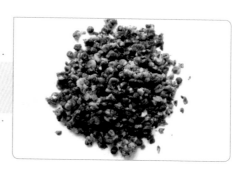

【别名】赤苏子，红苏，黑苏子。

【药用部位】唇形科植物紫苏的干燥成熟果实。

【主要产地】湖北、河南、四川等地。

【制法】秋季果实成熟时采收，除去杂质，晒干。

【性味】辛，温。

【归经】归肺经。

【功效】降气平喘，止咳祛痰，润肠通便。

【应用及配伍】

　　1. 痰饮咳喘：半夏、陈皮、前胡、厚朴、桂枝、甘草等，如苏子降气丸。2. 便秘：火麻仁、决明子等。

【用法】煎服，3～9 g。

【注意事项】阴津不足者慎用。

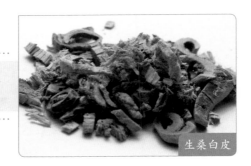

生桑白皮

桑白皮
sāng bái pí

【别名】桑皮，桑根白皮，桑根皮。

【药用部位】桑科植物桑的根皮。

【主要产地】全国大部分地区均产，主产于安徽、河南、浙江、江苏、湖南等地。

【制法】秋末叶落时至次春发芽前挖根，刮去黄棕色粗皮，用刀纵向剖开，以木槌轻击，使皮部与木部分离，剥取根皮，晒干。用时软化切丝。生用或蜜炙用。

【性味】甘，寒。

【归经】归肺经。

【功效】泻肺平喘，利水消肿。

【应用及配伍】

　　1. 肺热咳喘：黄芩、生石膏、枇杷叶、杏仁、生甘草等。

　　2. 小便不利，水肿：生姜皮、陈皮、大腹皮、茯苓皮等。

【用法】煎服，5～15 g。泻肺利水宜生用；肺虚咳嗽宜蜜炙用。

【注意事项】肺寒咳喘者不宜用。

炙桑白皮

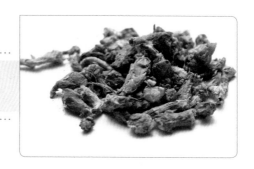

款冬花
kuǎn dōng huā

【别名】冬花，款花，久久花。

【药用部位】菊科植物款冬的花蕾。

【主要产地】河南、甘肃、山西、陕西等地。

【制法】12 月或地冻前当花尚未出土时采挖，除去花梗，阴干。生用或蜜炙用。

【性味】辛、微苦，温。

【归经】归肺经。

【功效】润肺下气，止咳化痰。

【应用及配伍】

　　咳嗽：①寒邪：紫菀、百部、半夏、杏仁、甘草等；②热邪：桑白皮、浙贝、桔梗、前胡等。

【用法】煎服，5～10 g。外感暴咳宜生用，内伤久咳宜炙用。

【注意事项】不宜过量使用。

半 夏
bàn xià

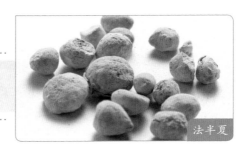

法半夏

【别名】麻芋果。

【药用部位】天南星科植物半夏的块茎。

【主要产地】四川、湖北、江苏、安徽等地。

【制法】夏、秋二季茎叶茂盛时采挖，除去外皮及须根，晒干，为生半夏。一般用姜汁、明矾炮制后入药，有五个炮制品：清半夏、姜半夏、法半夏、半夏曲、竹沥半夏。

【性味】辛，温。有毒。

【归经】归脾、胃、肺经。

【功效】燥湿化痰，降逆止呕，散结消痞；外用清肿止痛。

【应用及配伍】

1.痰湿咳嗽：①寒痰：陈皮、茯苓、桔梗等；②热痰：浙贝、前胡、瓜蒌皮等。2.呕吐：①胃寒：生姜、吴茱萸等；②胃热：黄连、竹茹等。3.瘿瘤：夏枯草、浙贝、海藻等。4.梅核气：厚朴、紫苏、茯苓等。

【用法】煎服，3~10 g，宜制过用。因制法不同，功用不尽相同：法半夏温性较弱，长于燥湿；姜半夏长于降逆止呕；清半夏长于化痰；半夏曲长于消食化痰；竹沥半夏性寒凉，长于清热化痰息风。外用，生品适量。

【注意事项】阴津亏虚者慎用。不宜与乌头类药材同用（十八反）。

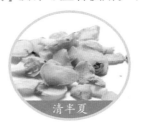

清半夏

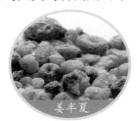

姜半夏

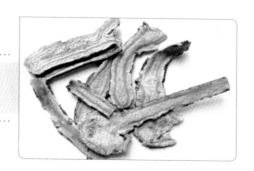

前 胡
qián hú

【别名】白花前胡，紫花前胡。

【药用部位】伞形科植物白花前胡或紫花前胡的根。

【主要产地】白花前胡主产于浙江、河南、湖南、四川等地；紫花前胡主产于江西、安徽、湖南、浙江等地。

【制法】秋冬季或早春茎叶枯萎或未抽花茎时采挖，除去须根及泥土，晒干。切片，生用或蜜炙用。

【性味】苦、辛，微寒。

【归经】归肺经。

【功效】祛风清热，化痰止咳。

【应用及配伍】

　　1. 风热咳嗽：连翘、桑叶、菊花、紫苏、杏仁、桔梗等。

　　2. 痰热咳嗽：瓜蒌、浙贝、陈皮、半夏等。

【用法】煎服，6～10 g。

【注意事项】阴虚咳喘者不宜用。

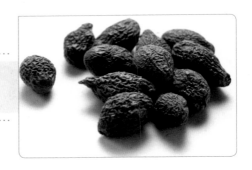

胖大海
pàng dà hǎi

【别名】大海子，安南子，大洞果。

【药用部位】梧桐科植物胖大海的成熟种子。

【主要产地】越南、泰国、柬埔寨、马来西亚、印度尼西亚、印度等国。

【制法】4～6月采收成熟开裂的果实，取出种子，晒干。生用。

【性味】甘，寒。

【归经】归肺、大肠经。

【功效】清热利咽，润肺开音，润肠通便。

【应用及配伍】

1. 咽喉肿痛，咳嗽：桔梗、玄参、银花等。2. 燥热便秘。

【用法】2～4枚，常沸水泡服。

【注意事项】肺寒咳嗽、脾虚便溏者不宜用。

竹 茹
zhú rú

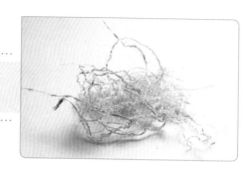

【别名】竹皮，淡竹茹，竹子青，竹二青。

【药用部位】禾本科植物青秆竹、大头典竹或淡竹的茎的中间层。

【主要产地】长江流域和南方各省。

【制法】全年均可采制，取新鲜茎，刮去外层青皮，然后将中间层刮成丝状，摊放阴干；或削成薄片，捆扎成束，阴干。生用或姜汁炙用。

【性味】甘，微寒。

【归经】归肺、胃经。

【功效】清热化痰，开郁除烦，清胃止呕。

【应用及配伍】

1. 痰热咳嗽：黄芩、桑白皮、杏仁、浙贝等。2. 胃热呕吐：黄连、陈皮、枳壳、生姜等。3. 心烦失眠：枳实、半夏、茯苓等，如温胆汤。

【用法】煎服，6～10 g。生用清化痰热，姜汁炙用止呕。

【注意事项】寒痰咳嗽、胃寒呕吐者忌用。

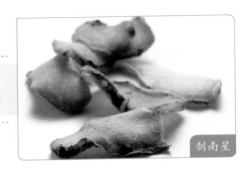

制南星

天南星
tiān nán xīng

【别名】南星，制南星。

【药用部位】天南星科植物天南星、异叶天南星或东北天南星的块茎。

【主要产地】河南、江苏、辽宁等地。

【制法】秋、冬二季采挖，除去须根，撞擦或刮去外皮，晒干，即生南星；用姜汁、明矾制过者，为制南星。

【性味】苦、辛，温。有毒。

【归经】归肺、肝、脾经。

【功效】燥湿化痰，祛风止痉；外用消肿止痛。

【应用及配伍】

1. 痰湿咳嗽：①寒痰：半夏、陈皮、紫菀、百部等；②热痰：黄芩、浙贝、前胡等。2. 风痰阻络：半夏、天麻、防风、白附子、僵蚕等。3. 痈疽肿痛，瘰疬痰核，毒蛇咬伤：前二者可研末以醋调敷；后者可配雄黄末外敷。

【用法】煎服，3~10g，宜制用。外用，适量。

【注意事项】阴虚燥痰者及孕妇忌用。

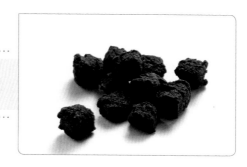

胆南星
dǎn nán xīng

【别名】胆星。

【药用部位】同天南星。本品为天南星用牛胆汁拌制而成的加工品。

【主要产地】全国各饮片厂均有制备。

【制法】取制南星细粉，加入净胆汁（或胆膏粉及适量清水）拌匀，蒸 60 分钟，至透，取出放凉，制成小块，干燥。或取生南星粉，加入净胆汁（或胆膏粉及适量清水）拌匀，放温暖处，发酵 7~15 天后，再连续蒸或隔水炖 9 昼夜，每隔 2 小时搅拌一次，除去腥臭气，至呈黑色浸膏状，口尝无麻味为度，取出，晾干。再蒸软，趁热制成小块，干燥即成。生用。

【性味】苦、微辛，凉。有毒。

【归经】归肝、胆、肺、脾经。

【功效】清热化痰，息风定惊。

【应用及配伍】

1.痰热咳嗽：半夏、黄芩、茯苓、浙贝、竹茹、前胡、桔梗等。2.小儿惊风：天麻、钩藤、石决明、生龙骨、防风等。

【用法】煎服，1.5~6 g。

【注意事项】寒痰者慎用。

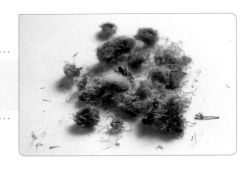

旋覆花
xuán fù huā

【别名】夏菊，复花，金沸花。

【药用部位】菊科植物旋覆花或欧亚旋覆花的头状花序。

【主要产地】河南、河北、江苏、浙江、安徽等地。

【制法】夏、秋二季花开时采收，除去杂质，阴干或晒干。生用或蜜炙用。

【性味】苦、辛、咸，微温。

【归经】归肺、脾、胃大肠经。

【功效】化痰止咳，降逆止呕。

【应用及配伍】

1. 痰饮咳喘：①寒痰：半夏、陈皮、紫菀、百部、白前等；②热痰：黄芩、桑白皮、桔梗、前胡、竹茹等。2. 呕吐，呃逆：代赭石、陈皮、生姜等。

【用法】煎服，3~10 g，须包煎。

【注意事项】阴虚劳嗽、津伤燥咳者忌用。

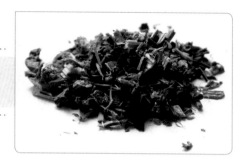

金沸草
jīn fèi cǎo

【别名】旋覆梗，金佛草。

【药用部位】旋覆花的地上部分。

【主要产地】主产于河南、河北、江苏、浙江、安徽等地。

【制法】9～10月采收，洗净，切断，晒干。生用。

【性味】咸，温。

【归经】归肺、大肠经。

【功效】祛风散寒，化痰止咳。

【应用及配伍】

1.风寒咳嗽：荆芥、防风、枳壳、白前等。2.痰浊咳嗽：半夏、陈皮、茯苓、前胡等。

【用法】煎服，5～10 g。外用，鲜品适量。

【注意事项】阴虚劳嗽、温热燥咳者忌用。

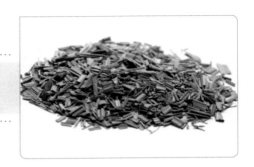

云香草
yún xiāng cǎo

【别名】山茅草，石灰草，诸葛草。

【药用部位】乔木科香茅属植物云香草的全草。

【主要产地】新疆等地。

【制法】9 月开花前采收，割取全草，晒干。

【性味】辛、微苦，温。

【归经】归肺经。

【功效】止咳平喘，祛风除湿。

【应用及配伍】

1. 咳嗽，喘逆上气：麻黄、杏仁等。2. 风湿痹证：羌活、独活、威灵仙、牛膝等。

【用法】煎服，15~25 g。

【注意事项】热证咳喘者及热痹者慎用。

钟乳石
zhōng rǔ shí

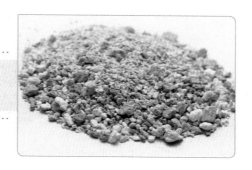

【别名】石钟乳，滴乳石，芦石，夏石。

【药用部位】碳酸盐类矿物方解石族方解石，主含碳酸钙（$CaCO_3$）。

【主要产地】广东、广西、四川、湖北、陕西、山西等地。

【制法】采收后，除去杂石，洗净，晒干。

【性味】甘，温。

【归经】归肺、肾、胃经。

【功效】温肺，助阳，平喘，制酸，通乳。

【应用及配伍】

    1. 寒痰喘咳：款冬花、苏子、紫菀、桑白皮、生甘草等。

    2. 腰膝冷痛：仙茅、仙灵脾、巴戟天、肉苁蓉等。3. 反酸：海螵蛸、延胡索等。4. 乳汁不通：漏芦等。

【用法】煎服，3～9 g。

【注意事项】热证者慎用。内有实热者及阴虚火旺者忌用。

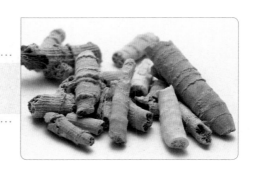

鹅管石
é guǎn shí

【别名】滴乳石，钟乳鹅管石。

【药用部位】海产腔肠动物树珊瑚科栎珊瑚的石灰质骨骼矿物或钟乳石的细长尖端部分。

【主要产地】四川、广东、广西、贵州等地。

【制法】全年可采集，敲去杂石部分取条状物，装入砂罐，置炉火中煅红，取出放凉研细。

【性味】甘，温。

【归经】归肺、胃、肾经。

【功效】补肺，壮阳，通乳。

【应用及配伍】

1. 肺痨咳喘，肺阴亏虚之燥咳：沙参、麦冬、玉竹、浙贝、桔梗、半夏、甘草等。2. 阳痿：胡桃肉、仙灵脾、肉苁蓉等。3. 乳汁不通：漏芦等。

【用法】煎服，9～15 g。

【注意事项】内有实热者及阴虚火旺者忌用。

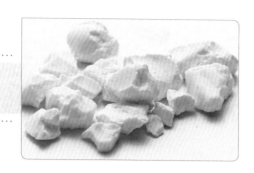

天竺黄
tiān zhú huáng

【别名】竹黄，竹膏。

【药用部位】禾本科植物青皮竹或华思劳竹等秆内分泌液干燥后的块状物。

【主要产地】云南、广东、广西等地。

【制法】秋、冬二季采收，砍破竹秆，取出生用。

【性味】甘，寒。

【归经】归心、肝经。

【功效】清热化痰，定惊。

【应用及配伍】

1. 痰热咳嗽：瓜蒌、浙贝、桔梗、前胡等。2. 小儿惊风：羚羊角、钩藤、桑叶、僵蚕等。

【用法】煎服，3～6 g；研粉冲服，每次0.6～1 g；或入丸散。

【注意事项】寒嗽者忌用。

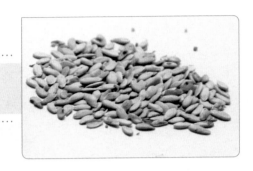

甜瓜子
tián guā zǐ

【别名】甘瓜子。

【药用部位】葫芦科植物甜瓜的种子。

【主要产地】河北、山东、陕西等地。

【制法】夏、秋季收集食用甜瓜时遗下的种子，晒干。

【性味】甘，寒。

【归经】归肺、胃、大肠经。

【功效】清肺润肠，化瘀散结。

【应用及配伍】

    1. 痰热咳嗽：桔梗等。2. 热结便秘：火麻仁等。3. 肠痈已成：当归、蛇蜕等。4. 腰腿疼痛：本品酒浸十日后为末，空腹酒下。

【用法】煎服，10～15 g。

【注意事项】脾胃虚寒、泄泻者忌用。

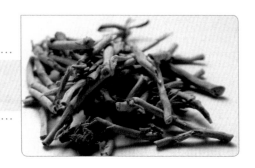

白　前
bái qián

【别名】石蓝，鹅管白前，柳叶白前（均不常用）。

【药用部位】萝摩科植物柳叶白前或芫花叶白前的根茎及根。

【主要产地】浙江、安徽、福建、湖北等地。

【制法】秋季采挖，洗净，晒干，切段。生用或蜜炙用。

【性味】辛、苦，微温。

【归经】归肺经。

【功效】降气化痰止咳。

【应用及配伍】

咳嗽：①外感风寒：荆芥、防风、麻黄、紫苏等；②寒痰内蕴：半夏、陈皮、紫菀、百部等。

【用法】煎服，3～10 g。

【注意事项】肺肾两虚之虚喘忌用。因具有刺激性，故胃溃疡和有出血倾向者慎用。

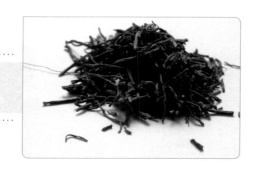

紫 菀
zǐ wǎn

【别名】青菀，还魂草根。

【药用部位】菊科植物紫菀的根及根茎。

【主要产地】河北、安徽、河南、黑龙江等地。

【制法】春、秋二季采挖，除去有节的根茎，编成辫状晒干，切厚
片或段。生用或蜜炙用。

【性味】苦、辛、甘，微温。

【归经】归肺经。

【功效】润肺下气，止咳化痰。

【应用及配伍】

用于咳嗽有痰：①风寒咳嗽：荆芥、百部、白前、陈皮、
桔梗、甘草等；②肺热咳嗽：桑白皮、浙贝母、黄芩等；
③阴虚劳嗽，痰中带血：阿胶、川贝等。

【用法】煎服，5～10 g。

【注意事项】肺热证者及阴虚有热者不宜使用。

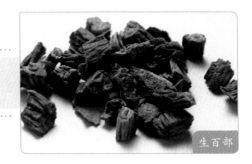

百　部
bǎi bù

【别名】百条根，山百根，嗽药。

【药用部位】百部科植物直立百部、蔓花百部或对叶百部的块根。

【主要产地】安徽、江苏、湖北、浙江、山东等地。

【制法】春、秋二季采挖，除去须根，洗净，置沸水中略烫或蒸至无白芯，取出，晒干。切厚片，生用或蜜炙用。

【性味】甘、苦，微温。

【归经】归肺经。

【功效】润肺下气止咳，杀虫灭虱。

【应用及配伍】

1. 咳嗽：①外感：风寒者用荆芥、紫菀、白前等；风热者用桑叶、杏仁、桔梗等；②内伤：肺阴亏虚者用沙参、玉竹、麦冬等。2. 蛲虫病：可单以本品煎汤外用。

【用法】煎服，5～15 g。久咳虚嗽宜蜜炙用。外用，适量。

【注意事项】脾虚便溏者忌用。

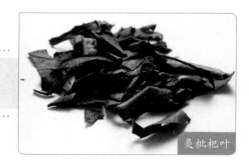

炙枇杷叶

枇杷叶
pí pa yè

【别名】巴叶，杷叶，芦桔叶。

【药用部位】蔷薇科植物枇杷的叶。

【主要产地】全国大部分地区均有栽培。主产于广东、广西、江苏、浙江等地。

【制法】全年均可采收，晒至七八成干时，扎成小把，再晒干。用时刷去毛，切丝，生用或蜜炙用。

【性味】苦，微寒。

【归经】归肺、胃经。

【功效】清肺止咳，降逆止呕。

【应用及配伍】

1.肺热咳喘：桑白皮、黄芩、杏仁、甘草等。2.胃热呕逆：黄连、竹茹、生姜等。

【用法】煎服，5~10 g。

【注意事项】肺寒喘咳者及胃寒呕哕者不宜用。

猫眼草
māo yǎn cǎo

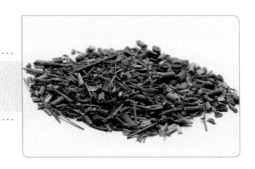

【别名】猫眼棵，猫儿眼，打碗棵。

【药用部位】大戟科植物猫眼草的全草。

【主要产地】内蒙古、山西、河北等地。

【制法】夏季采割地上部分，除去杂质，晒干。

【性味】微寒、苦，有毒。

【归经】归肺、肝经。

【功效】祛痰，镇咳，平喘，拔毒止痒。

【应用及配伍】

1. 痰饮咳喘：鱼腥草、芦根、桔梗等。2. 疥癣，无名肿毒：研末调敷患处。

【用法】内服，3～9 g。外用，适量。

【注意事项】内服宜慎。

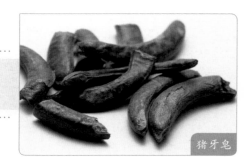

猪牙皂

皂 荚
zào jiá

【别名】皂角，牙皂，猪牙皂。

【药用部位】豆科植物皂荚的果实。

【主要产地】四川、河北、陕西、河南等地。形扁长者，称大皂荚；其植株受伤后所结的小型果实，弯曲成月牙形，称猪牙皂，又称小皂荚。两者均入药。

【制法】秋季采摘成熟果实，晒干。切片生用或炒用。

【性味】辛、咸，温。有小毒。

【归经】归肺、大肠经。

【功效】祛痰开窍，消肿散结，祛风杀虫。

【应用及配伍】

1. 顽痰内阻之咳喘：半夏、白芥子、海浮石等。2. 痰浊闭窍：与细辛共研末吹鼻。3. 疮痈肿痒：白芷、白花蛇舌草、紫花地丁等。

【用法】煎服，1.5~5 g；研末服，1~1.5 g。外用，适量。

【注意事项】不可过量服用。非顽痰实证、体壮者慎用。孕妇、气虚阴亏及有出血倾向者忌用。

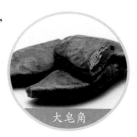

大皂角

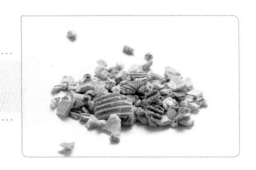

瓦楞子
wǎ léng zǐ

【别名】蚶壳，蚶子壳，瓦垄子。

【药用部位】蚶科动物毛蚶、泥蚶或魁蚶的贝壳。

【主要产地】各地沿海地区。

【制法】全年捕捞，洗净，置沸水中略煮，去肉，晒干。生用或煅用，用时打碎。

【性味】咸，平。

【归经】归肺、胃、肝经。

【功效】消痰软坚，化瘀散结，制酸止痛。

【应用及配伍】

1. 瘰疬，瘿瘤：海藻、昆布、玄参、浙贝等。2. 癥瘕：桃仁、红花、三棱等。3. 反酸：海蛤壳、海螵蛸等。

【用法】煎服，10～15 g，宜打碎先煎。研末服，每次1～3 g。消痰化瘀、软坚散结宜生用，制酸止痛宜煅用。

【注意事项】脾胃虚弱者慎用。

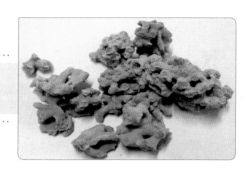

海浮石
hǎi fú shí

【别名】浮石，石花，浮海石。

【药用部位】胞孔科动物脊突苔虫、瘤苔虫的骨骼，俗称石花；或火山喷出的岩浆形成的多孔状石块，又称大浮海石或小浮道石。

【主要产地】石花主产于浙江、江苏、福建、广东沿海；浮石主产于辽宁、山东、福建、广东沿海。

【制法】石花夏、秋季捞起，清水洗去盐质及泥沙，晒干；浮石全年可采，捞出洗净晒干。两者均可生用或煅用。用时捣碎。

【性味】咸，寒。

【归经】归肺、肾经。

【功效】清肺化痰，软坚散结，利水通淋。

【应用及配伍】

    1.痰热咳嗽：瓜蒌、杏仁、浙贝、胆南星、前胡等。2.瘰疬，瘿瘤：海藻、昆布、玄参、夏枯草等。3.血淋：小蓟、滑石、通草、车前子、生地等。

【用法】煎服，10～15 g，宜打碎先煎。

【注意事项】虚寒咳嗽者忌用。

海蛤壳
hǎi gé qiào

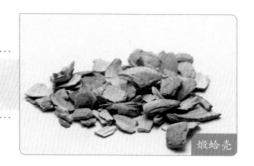

煅蛤壳

【别名】蛤壳，蛤蜊壳。

【药用部位】帘蛤科动物文蛤和嗜蛤等的贝壳。

【主要产地】沿海地区均产。

【制法】夏、秋两季自海滩泥沙中淘取，去肉，洗净，晒干。生用或煅用。捣碎或研粉用。

【性味】咸，寒。

【归经】归肺、胃经。

【功效】清肺化痰，软坚散结，制酸。

【应用及配伍】

　　1. 痰热咳嗽：黄芩、桑白皮、杏仁、浙贝等。2. 瘰疬，瘿瘤：海藻、昆布、玄参等。3. 泛酸：海螵蛸等。

【用法】煎服，10～15 g，宜包煎。

【注意事项】气虚有寒、中阳不运、虚寒咳嗽者不宜用。

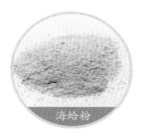

海蛤粉

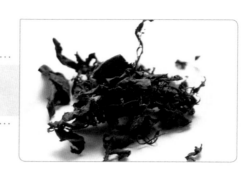

海 藻
hǎi zǎo

【别名】落首，头发菜。

【药用部位】马尾藻科植物海蒿子或羊栖菜的藻体。

【主要产地】辽宁、山东、福建、浙江、广东等沿海地区。

【制法】夏、秋二季采捞，除去杂质，淡水洗净，稍晾，切段，晒干。生用。

【性味】咸，寒。

【归经】归肝、肾经。

【功效】消痰软坚，散结消肿。

【应用及配伍】

　　1.瘰疬：玄参、浙贝、牡蛎等。2.瘿瘤：昆布、夏枯草等。

【用法】煎服，10～15 g。

【注意事项】反甘草。

昆 布
kūn bù

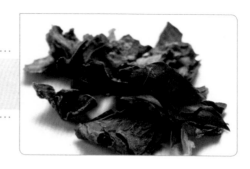

【别名】纶布，海昆布。

【药用部位】海带科植物海带或翅藻科植物昆布的叶状体。

【主要产地】山东、辽宁、浙江、福建等地。

【制法】夏、秋两季采捞，除去杂质，漂净，稍晾，切宽丝，晒干。

【性味】咸，寒。

【归经】归肝、肾经。

【功效】消痰软坚。

【应用及配伍】

1.瘰疬：玄参、浙贝等。2.瘿瘤：海藻、夏枯草、玄参等。

【用法】煎服，6～12 g。

【注意事项】脾胃虚寒者慎用。

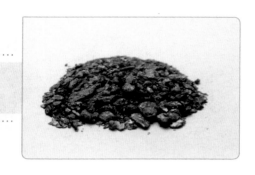

礞 石
méng shí

【别名】青礞石，金蒙石，酥酥石。

【药用部位】绿泥石片岩或云母岩的石块或碎粒。

【主要产地】青礞石主产于湖南、湖北、四川等地；金礞石主产于河南、河北等地。

【制法】全年可采，除去杂质。煅用。

【性味】甘、咸，平。

【归经】归肺、肝经。

【功效】坠痰下气，平肝镇惊。

【应用及配伍】

1.顽痰咳喘：半夏、陈皮、茯苓、沉香、黄芩等。2.惊痫，癫狂：石决明等。

【用法】煎服，6~10 g，宜炮制后使用，打碎先煎；入丸、散，1.5~3 g。

【注意事项】非痰热内结不化之实证者不宜使用。脾虚胃弱者、小儿慢惊及孕妇忌用。

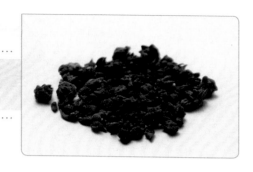

猫爪草
mão zhuǎ cǎo

【别名】猫爪儿草，三散草。

【药用部位】毛茛科植物小毛茛的块根。

【主要产地】长江中下游各地。

【制法】秋末或早春采挖，除去茎叶及须根，洗净晒干。生用。

【性味】甘、辛，微温。

【归经】归肝、肺经。

【功效】化痰散结，解毒消肿。

【应用及配伍】

1.痰浊瘰疬：夏枯草等。2.疔疮肿毒：可单用本品鲜品捣烂外敷患处。

【用法】煎服，9~15 g。外用，适量捣敷或研末调敷患处。

【注意事项】热证者慎用。

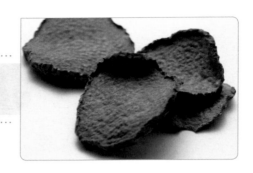

黄药子
huáng yào zǐ

【别名】黄药，黄药根。

【药用部位】薯蓣科植物黄独的块茎。

【主要产地】湖北、湖南、江苏等地。

【制法】秋、冬二季采挖，除去根叶及须根，洗净，切片，晒干。生用。

【性味】苦，寒。有毒。

【归经】归肺、肝经。

【功效】化痰散结，清热解毒，凉血止血。

【应用及配伍】

1. 瘰疬：牡蛎、贝母等。2. 瘿瘤：海藻、昆布、夏枯草等。

3. 疮痈肿毒：野菊花、蒲公英、连翘等。4. 血热出血：蒲黄炭、棕榈炭、茜草炭等。

【用法】煎服，5～15 g；研末服，1～2 g。外用，适量。

【注意事项】不宜过量服用。不可多服、久服。脾胃虚弱者及肝肾功能损害者慎用。

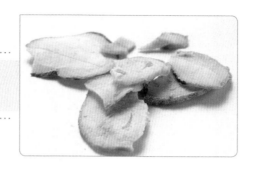

白附子
bái fù zǐ

【别名】禹白附，鸡心白附，牛奶白附。

【药用部位】天南星科植物独角莲的块茎。

【主要产地】河南、甘肃、湖北、河北等地。

【制法】秋季采挖，除去残茎、须根，撞去或用竹刀削去外皮。用硫黄熏 1～2 次后晒干者为生禹白附。或再用白矾、生姜炮制者，为制禹白附，切片用。

【性味】辛、甘，温。有毒。

【归经】归肝、胃经。

【功效】燥湿祛痰，祛风止痉，消肿散结。

【应用及配伍】

　　1. 风痰阻络：半夏、防风、天麻、胆南星、石决明等。2. 瘰疬：可用本品鲜品捣烂外敷患处。

【用法】煎服，3～5 g；研末服，0.5～1 g，宜炮制后用。外用，适量。

【注意事项】阴虚血虚动风或热盛动风者、孕妇均不宜用。内服应炮制后用。

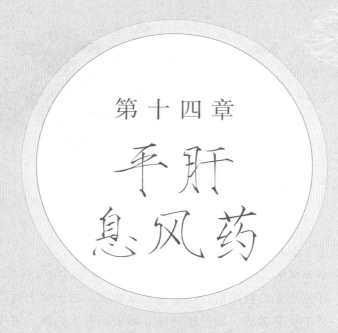

第十四章
平肝息风药

　　凡以平肝潜阳、息风止痉为主要作用的药物，称为平肝息风药。

　　平肝息风药多为咸寒之品，主入厥阴肝经，有平肝潜阳、缓和或制止肝阳上亢，及息风止痉、制止或缓解痉挛抽搐的作用。主要用于治疗肝阴不足、阴不维阳、肝阳亢逆于上所致的头晕头痛、耳鸣耳聋、烦躁不安、惊悸癫狂等症，及温热病高热神昏、惊风抽搐、热极生风，或肝血不足、筋失濡养、虚风内动，或风阳夹痰、风痰上扰、突然昏倒、不省人事、口吐白沫、四肢抽搐的癫痫惊狂，或口眼歪斜的面瘫中风，或风毒内袭、外风引动内风的角弓反张、挛急抽搐的破伤风症，或中风后遗症的半身不遂等证。

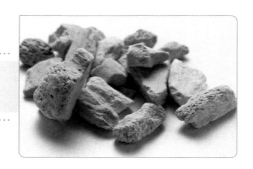

龙 骨
lóng gǔ

【别名】白龙骨，五花龙骨。

【药用部位】古代大型哺乳类动物象类、三趾马类、犀类、鹿类、牛类等骨骼的化石或象类门齿的化石。

【主要产地】山西、内蒙古、河南、河北等地。

【制法】全年可采，但须遵守国家有关规定，与考古单位联系，不得任意滥采。挖出后，除去泥土及杂质，由于出土后露置空气中极易破碎，故采挖时应立即去净泥土杂质，再用毛边纸粘贴完整。生用或煅用。用时砸碎。

【性味】甘、涩，平。

【归经】归心、肝、肾经。

【功效】镇惊安神，平肝潜阳，收敛固涩。

【应用及配伍】

1. 心神受扰之心悸，失眠：灵磁石、酸枣仁、远志等。

2. 肝阳上亢之眩晕：代赭石、生牡蛎、钩藤、生白芍、牛膝等。3. 虚证不固之自汗：生牡蛎、浮小麦、五味子等。

4. 肾虚失摄之小便频数，遗尿：熟地、山药、桑螵蛸、益智仁等。

【用法】煎服，15～30 g，宜先煎。外用，适量。

【注意事项】湿热积滞者不宜使用。

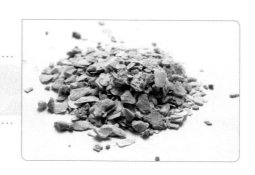

牡 蛎
mǔ lì

【别名】左牡蛎，牡蛎壳。

【药用部位】牡蛎科动物长牡蛎、大连湾牡蛎或近江牡蛎的贝壳。

【主要产地】我国沿海地区均有分布。

【制法】全年均可采收，去肉，洗净，晒干。生用或煅用。

【性味】咸，微寒。

【归经】归肝、胆、肾经。

【功效】益阴潜阳，安神定悸，软坚散结，收敛固涩。

【应用及配伍】

1. 阴虚阳亢之眩晕：白芍、天冬、玄参、龟板、代赭石等。

2. 心神受扰之心悸，失眠：生龙骨、珍珠母、远志等。3. 瘰疬，瘿瘤：夏枯草、浙贝、玄参等。4. 虚证不固之自汗：生龙骨、五味子、浮小麦等。5. 肾虚失摄之小便频数，遗尿：益智仁、桑螵蛸等。

【用法】煎服，9~30 g，宜打碎先煎。

【注意事项】脾胃虚寒者及孕妇慎用。

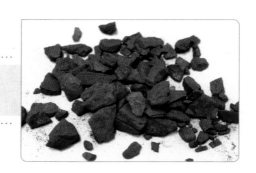

代赭石
dài zhě shí

【别名】钉头赭石。

【药用部位】三方晶系氧化物类矿物赤铁矿的矿石。

【主要产地】山西、河北、河南、山东等地。

【制法】开采后，除去杂石泥土，打碎生用或醋淬研粉用。

【性味】苦，寒。

【归经】归心、肝经。

【功效】平肝潜阳，重镇降逆。

【应用及配伍】

1.肝阳上亢之眩晕：天麻、钩藤、珍珠母、生龙骨等。2.胃气上逆之呕逆：旋覆花、半夏、茯苓、生姜等。

【用法】煎服，9～30 g，宜打碎先煎。外用，适量。

【注意事项】孕妇慎用。不宜长期服用。

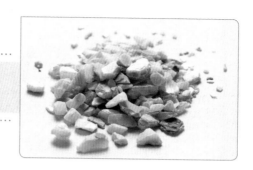

珍珠母
zhēn zhū mǔ

【别名】真珠母，明珠母。

【药用部位】蚌科动物三角帆蚌、褶纹冠蚌或珍珠贝科动物马氏珍珠贝的贝壳。

【主要产地】广东、广西、江苏、江西、河北等地。

【制法】去肉，洗净，干燥。用时打碎。生用或煅用。

【性味】咸，寒。

【归经】归心、肝经。

【功效】平肝定惊，明目。

【应用及配伍】

1. 肝阳上亢之眩晕：生龙骨、石决明、钩藤、菊花等。2. 心悸，失眠：生龙骨、远志、酸枣仁等。3. 视物不清：枸杞子、菊花等。

【用法】煎服，10~25 g，宜打碎先煎。

【注意事项】脾胃虚寒者及孕妇慎用。

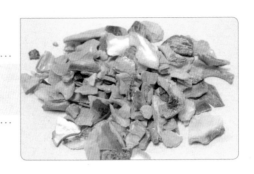

石决明
shí jué míng

【别名】九孔石决。

【药用部位】鲍科动物杂色鲍（光底石决明）、皱纹盘鲍（毛底石决明）、羊鲍、澳洲鲍、耳鲍或白鲍的贝壳。

【主要产地】福建、辽宁、台湾等地。

【制法】夏、秋二季捕捉，去肉，洗净，干燥，用时打碎。生用或煅用。

【性味】咸，寒。

【归经】归肝经。

【功效】平肝潜阳，清肝明目，煅用可制酸。

【应用及配伍】

　　1.肝阳上亢之眩晕：天麻、钩藤、黄芩、栀子、桑寄生、牛膝等。2.肝火上炎之目赤肿痛：夏枯草、菊花、黄连等。

　　3.反酸胃痛：海螵蛸等。

【用法】煎服，3～15 g，打碎先煎。平肝、清肝宜生用，外用点眼宜煅用、水飞。

【注意事项】脾胃虚寒、食少便溏者慎用。

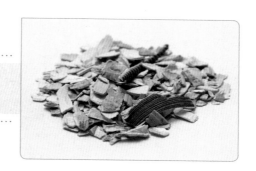

紫贝齿
zǐ bèi chǐ

【别名】绶贝，砑螺，紫贝，文贝。

【药用部位】宝贝科动物蛇首眼球贝、山猫宝贝或绶贝等的贝壳。

【主要产地】海南、福建、广东、台湾等地。

【制法】5~7月间捕捉，除去贝肉，洗净，晒干。生用或煅用。

【性味】咸，平。

【归经】归肝经。

【功效】平肝潜阳，镇惊安神，清肝明目。

【应用及配伍】

1.肝阳上亢之眩晕：生龙骨、生牡蛎、珍珠母等。2.心悸，失眠：生龙骨、灵磁石、远志等。3.视物不清：菊花、珍珠母等。

【用法】煎服，10~15 g，宜打碎先煎。

【注意事项】脾胃虚弱者慎用。

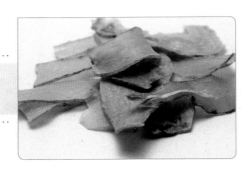

天　麻
tiān má

【别名】明天麻，赤箭，定风草。

【药用部位】兰科植物天麻的干燥块茎。

【主要产地】四川、云南、贵州等地。

【制法】采挖后，立即洗净，蒸透，敞开低温干燥。用时润透或蒸软，切片。生用。

【性味】甘，平。

【归经】归肝经。

【功效】平肝潜阳，息风止痉，祛风通络。

【应用及配伍】

1.肝阳上亢之眩晕：石决明、珍珠母、生牡蛎等。2.肝风内动之惊风，抽搐：羚角、桑叶、菊花、钩藤、代赭石等。

3.肢体麻木痉挛抽搐，风湿痹痛：川芎、秦艽、羌活、桑枝等。

【用法】煎服，3~9 g。研末冲服，每次 1~1.5 g。

【注意事项】不可过量服用。

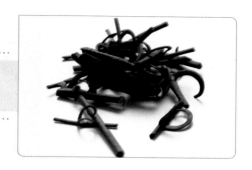

钩　藤
gōu téng

【别名】双钩藤，钩藤勾，嫩钩藤。

【药用部位】茜草科植物的藤、大叶钩藤、毛钩藤、华钩藤或无柄
果钩藤的干燥带钩的茎枝。

【主要产地】长江以南至福建、广东、广西等省。

【制法】秋、冬二季采收带钩的嫩枝，去叶，切段，晒干。

【性味】甘，凉。

【归经】归肝、心包经。

【功效】清肝潜阳，息风止痉。

【应用及配伍】

1. 肝火上炎之眩晕：夏枯草、菊花、灵磁石、珍珠母等。

2. 热病生风之抽搐：羚角、桑叶、菊花、石决明、代赭
石等。

【用法】煎服，3～12 g，入煎剂宜后下。

【注意事项】脾胃虚寒者慎用。

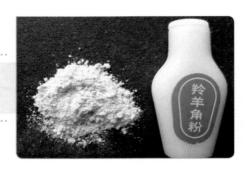

羚羊角
líng yáng jiǎo

【别名】羚羊角镑，羚羊镑，羚羊片。

【药用部位】牛科动物赛加羚羊的角。目前已禁止使用，临床以黄羊角作为替代品。

【主要产地】新疆、青海、甘肃等地。

【制法】全年均可捕捉，以秋季猎取最佳。猎取后锯取其角，晒干。镑片或粉碎成细粉。

【性味】咸，寒。

【归经】归心、肝经。

【功效】平肝息风，清热明目，凉血散血，解毒。

【应用及配伍】

1.肝风内动之惊厥，抽搐：钩藤、菊花、白芍、生地等。

2.肝阳上亢之眩晕：天麻、钩藤、石决明等。3.肝火上炎之目赤肿痛：黄芩、桑叶、菊花、决明子等。4.热病神昏：石膏、寒水石、麝香等。5.热毒发斑：石膏、知母等。

【用法】煎服，1～3 g，宜单煎2小时以上。磨汁或研粉服，每次0.3～0.6 g。

【注意事项】脾虚慢惊者忌用。

珍 珠
zhēn zhū

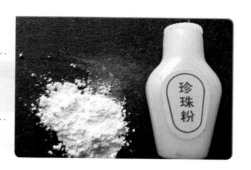

【别名】真珠，蚌珠。

【药用部位】珍珠贝科动物马氏珍珠贝、蚌科动物三角帆蚌或褶纹冠蚌等双壳类动物受刺激形成的珍珠。

【主要产地】海产珍珠，主产于广东、海南、广西等沿海地区，以广东合蒲产者最佳；后两种淡水珍珠主产于安徽、江苏、黑龙江等地。

【制法】全年可采，自动物体内取出，洗净，干燥。水飞或研成极细粉用。

【性味】甘、咸、寒。

【归经】归心、肝经。

【功效】镇心安神，凉肝息风，清热坠痰，明目退翳，生肌敛疮。

【应用及配伍】

　　1. 热扰心神之心悸，失眠：生龙骨、磁石、酸枣仁、远志等。2. 小儿痰热内盛生风之惊风，抽搐：胆星、天竺黄、天麻、钩藤、僵蚕等。3. 肝火上炎之目赤肿痛：菊花、石决明、夏枯草等。4. 眼目翳障初起：琥珀、熊胆、麝香、黄连等，共研极细末，外用点眼。5. 口舌生疮：硼砂、青黛、冰片等，共研细末，吹入患处。6. 疮疡久溃不敛：炉甘石、黄连、血竭等，外敷患处。

【用法】0.1 ~ 0.3 g，多入丸、散用。外用，适量。

【注意事项】脾胃虚寒者慎用。

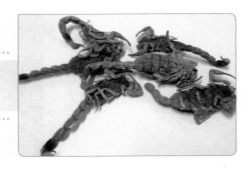

全 蝎
quán xiē

【别名】蝎子，淡全蝎，淡全虫，全虫。

【药用部位】钳蝎科动物东亚钳蝎的干燥体。

【主要产地】河南、山东、湖北、安徽等地。

【制法】捕捉后，先浸入清水中，待其吐出泥土，置沸水或沸盐水中，煮至全身僵硬，捞出，置通风处，阴干。

【性味】辛，平。有毒。

【归经】归肝经。

【功效】息风镇痉，通络散结，搜风止痛。

【应用及配伍】

1.肝风内动之惊风，抽搐：天麻、钩藤、羚羊角、石决明等。2.破伤风见痉挛抽搐，角弓反张：蝉蜕、制南星、天麻、僵蚕等。3.中风见口眼歪斜：白附子、僵蚕等。4.风湿顽痹：独活、桑寄生、秦艽、防风、川芎等。5.瘰疬：半夏、五灵脂等。6.头痛顽症：天麻、僵蚕、川芎等。

【用法】煎服，3～6g。研末吞服，每次0.6～1g。外用，适量。

【注意事项】本品有毒，用量不宜过大。孕妇慎用。

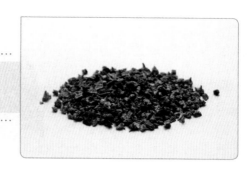

白蒺藜
bái jí lí

【别名】刺蒺藜，蒺藜。

【药用部位】蒺藜科植物蒺藜的果实。

【主要产地】河南、河北、山东、安徽等地。

【制法】秋季果实成熟时采收，割下全株，晒干，打下果实，碾去硬刺，除去杂质。炒黄或盐炙用。

【性味】辛、苦，微温。有小毒。

【归经】归肝经。

【功效】平肝潜阳，疏肝解郁，祛风明目止痒。

【应用及配伍】

1.肝阳上亢之眩晕：羚角、天麻、钩藤、菊花、石决明等。

2.肝气不疏之胁肋胀痛：柴胡、郁金、香附、延胡索等。

3.肝经风热之目赤：菊花、青葙子、蝉蜕等。4.风疹瘙痒：防风、蝉蜕、白鲜皮等。

【用法】煎服，6~9 g。外用，适量。

【注意事项】孕妇慎用。

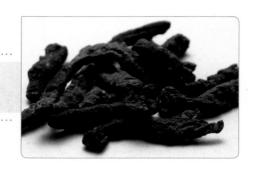

白僵蚕
bái jiāng cán

【别名】僵蚕，天虫。

【药用部位】蚕蛾科昆虫家蚕 4~5 龄的幼虫感染（或人工接种）白僵菌而致死的干燥体。

【主要产地】浙江、江苏、四川等地。

【制法】多于春、秋季生产，将感染白僵菌病死的蚕干燥。生用或炒用。

【性味】咸、辛，平。

【归经】归肺、肝、胃经。

【功效】祛风解痉，化痰散结。

【应用及配伍】

1. 肝风内动之惊风，抽搐：天麻、钩藤、石决明、灵磁石等。2. 风疹瘙痒：防风、蝉蜕、白鲜皮等。3. 痰核：夏枯草、浙贝、瓜蒌等。

【用法】煎服，5~9 g。研末吞服，每次 1~1.5 g。散风热宜生用，其他多制用。

【注意事项】不可过量使用。

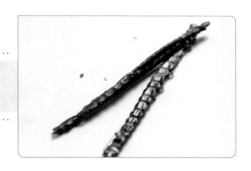

蜈　蚣
wú gōng

【别名】百足虫，千足虫，金头蜈蚣，百脚。

【药用部位】蜈蚣科动物少棘巨蜈松的干燥体。

【主要产地】江苏、浙江、湖北、湖南、河南、陕西等地。

【制法】春、夏二季捕捉，用竹片插入头尾，绷直，干燥。

【性味】辛，温。有毒。

【归经】归肝经。

【功效】祛风镇痉，攻毒散结，通络止痛。

【应用及配伍】

1.肝风内动之惊风，抽搐：羚角、天麻、钩藤、生龙骨等。

2.疮痈肿毒：与乳香、没药等，研末外用。3.风湿顽痹疼

痛：独活、全蝎、威灵仙、秦艽等。

【用法】煎服，3～5 g。研末冲服，每次0.6～1 g。外用，适量。

【注意事项】本品有毒，用量不宜过大。孕妇忌用。

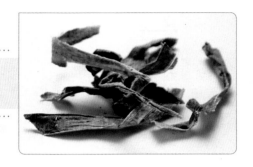

地 龙
dì lóng

【别名】广地龙，苏地龙，蚯蚓。

【药用部位】钜蚓科动物参环毛蚓、通俗环毛蚓、威廉环毛蚓或栉盲环毛蚓的干燥体。

【主要产地】广东、广西、福建、上海等地。

【制法】广地龙春季至秋季捕捉，沪地龙夏秋捕捉，及时剖开腹部，除去内脏及泥砂，洗净，晒干或低温干燥。生用或鲜用。

【性味】咸，寒。

【归经】归肝、脾、膀胱经。

【功效】清热息风，活血通络，清肺平喘，通利小便。

【应用及配伍】

1. 热病生风之惊风，抽搐：羚角、钩藤、菊花、珍珠母等。

2. 瘀血阻络之半身不遂：桃仁、红花、当归、赤芍、川芎等。3. 肺热咳喘：黄芩、栀子、桑白皮、杏仁等。4. 小便不利：茯苓、猪苓、车前子、泽泻等。

【用法】煎服，4.5～9 g，鲜品 10～20 g。研末吞服，每次 1～2 g。外用，适量。

【注意事项】不可用量过大。孕妇忌用。

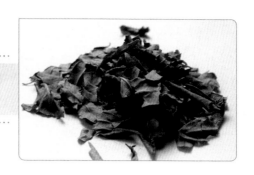

罗布麻
luó bù má

【别名】吉吉麻，泽漆麻，野麻，红麻。

【药用部位】夹竹桃科植物罗布麻的叶或根。

【主要产地】我国东北、西北、华北等地。

【制法】叶在夏季开花前采摘，晒干或阴干，亦有蒸炒揉制后用者；
全草在夏季挖取，除去杂质，干燥，切段。生用。

【性味】甘、苦，凉。有小毒。

【归经】归肝经。

【功效】清肝潜阳，利水消肿。

【应用及配伍】

1. 肝火上炎之眩晕：菊花、夏枯草、珍珠母、灵磁石等。

2. 小便不利，水肿：茯苓、猪苓、车前子、通草等。

【用法】煎服，6～12 g，或开水泡服。治肝阳眩晕宜用叶片，治水
肿多用根。

【注意事项】不宜过量或长期服用。心动过缓或传导阻滞时慎用。
1～2周内用过洋地黄者不宜应用。

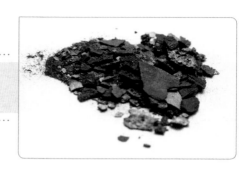

铁落花
tiě luò huā

【别名】铁屑，铁蛾，铁叶。

【药用部位】生铁煅至红赤，外层氧化后被锤落的铁屑。

【主要产地】全国各地均产。

【制法】取煅铁时打下之铁落，去其煤土杂质，洗净，晒干。生用或煅后醋淬用。

【性味】辛，平。

【归经】归心、肝经。

【功效】平肝镇惊。

【应用及配伍】

　　痰热内扰之癫痫：胆星、菖蒲、远志等，如生铁落饮。

【用法】内服，15～20 g。外用，适量研末。

【注意事项】肝虚及中气虚寒者忌用。

夜明砂
yè míng shā

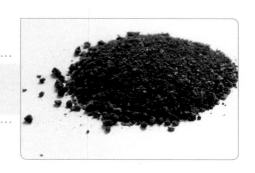

【别名】蝙蝠屎，天鼠屎。

【药用部位】蝙蝠科动物蝙蝠、大耳蝠或菊头蝠科动物菊头蝠的干燥粪便。

【主要产地】江苏、江西、浙江等地。

【制法】全年均可采收，以夏季为宜，从山洞中铲取，除去泥土，拣去杂质，晒干。

【性味】辛，寒。

【归经】归肝经。

【功效】清热明目，散瘀消积。

【应用及配伍】

　　1. 内外翳障：本品研末，入猪胆内，煮食饮汁。2. 瘰疬：海蛤壳等。3. 脓肿不溃：乳香等。4. 腹中积聚：花椒、阿魏、红曲等。

【用法】入丸散，5～15 g。研末外涂。

【注意事项】目疾无瘀热者及孕妇慎用。

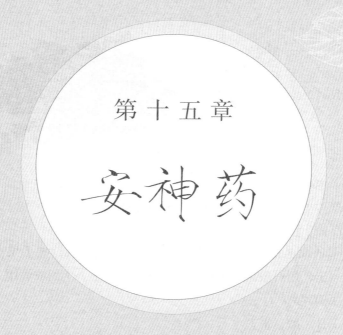

第十五章

安神药

　　凡以镇静安神为其主要功效的药物，称为安神药。

　　安神药主要包括两大类：一类多为矿石、化石、介类药物，因其具有质重沉降之性，故称为重镇安神药，具有镇安心神、平惊定志、平肝潜阳等作用，主要用于治疗阳气躁动、心火炽盛、痰火扰心、肝郁化火及惊吓等引起的心神不宁、烦躁易怒、心悸失眠及惊痫、狂妄、肝阳眩晕等实证；另一类多为植物类种子、种仁，因其具有甘润滋养之性，故称为养心安神药，具有滋养心肝、益阴补血、交通心肾等作用。主要适用于阴血不足、心脾两虚、心肾不交等导致的心悸怔忡、虚烦不眠、健忘多梦、遗精、盗汗等虚证。

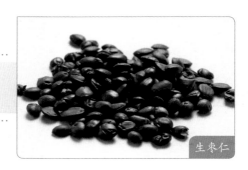

生枣仁

酸枣仁
suān zǎo rén

【别名】枣仁。

【药用部位】鼠本科植物酸枣的干燥成熟种子。

【主要产地】河北、陕西、辽宁、河南等地。

【制法】秋末冬初采收成熟果实，将果实浸泡一宿，搓去果肉，捞出，用石碾碾碎果核，取出种子，晒干。生用或炒用，用时捣碎。

【性味】甘、酸，平。

【归经】归心、肝、胆经。

【功效】养心安神，收敛止汗。

【应用及配伍】

1.心悸，失眠：川芎、知母、茯苓、远志、夜交藤等。2.汗证：黄芪、五味子、浮小麦等。

【用法】煎服，9～15 g。研末服，每次 1.5～2 g。

【注意事项】实邪郁火者忌用。

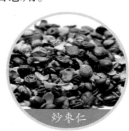

炒枣仁

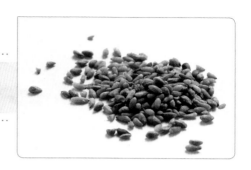

柏子仁
bǎi zǐ rén

【别名】柏仁，柏实，柏树子，侧柏子。

【药用部位】柏科植物侧柏的种仁。

【主要产地】我国大部分地区均产。主产于山东、河南、河北等地。

【制法】冬初种子成熟时采收。先在柏树下铺好布单或席子，用竹竿将种子打下，收集后晒干，去净杂质，碾碎外壳，簸去或扬去外壳，收集种仁，阴干。生用或制霜用。

【性味】甘，平。

【归经】归心、肾、大肠经。

【功效】养心安神，润肠通便。

【应用及配伍】

　　1.心悸，失眠：酸枣仁、远志、夜交藤、菖蒲等。2.肠燥便秘：火麻仁、郁李仁、杏仁等。

【用法】煎服，10~20 g。

【注意事项】便溏者及多痰者慎用。

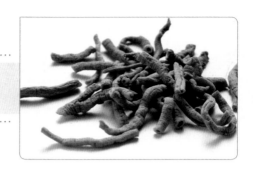

远　志
yuǎn zhì

【别名】细草，小鸡腿，小草根。

【药用部位】远志科植物远志或卵叶远志的干燥根。

【主要产地】山西、陕西、吉林、河南、河北等地。

【制法】春季出苗前或秋季地上部分枯萎后，挖取根部，除去须根及泥沙，晒干。或将鲜根晒至二三成干，置平板上来回搓，至皮肉与木芯分离，抽去木芯，晒干。生用、甘草水煮或蜜炙用。

【性味】苦、辛，温。

【归经】归心、肾、肺经。

【功效】益智安神，祛痰开窍，消散痈肿。

【应用及配伍】

1. 心悸，失眠：酸枣仁、生龙骨、柏子仁等。2. 痰浊阻肺之咳嗽：浙贝、陈皮、桔梗、杏仁等。3. 痈疽疮毒，乳房肿毒：可单用研末，黄酒送服，并外用调敷患处。

【用法】炮制后煎服，3～9 g。外用，适量。

【注意事项】热证者及有胃溃疡或胃炎者慎用。

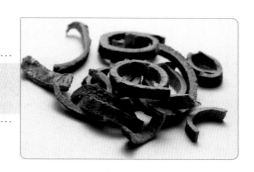

合欢皮
hé huān pí

【别名】合昏皮，夜合皮。

【药用部位】豆科植物合欢的干燥树皮。

【主要产地】全国大部分地区都有分布，主产于长江流域，如江苏、浙江、安徽等地。

【制法】夏、秋二季剥取树皮，晒干，切段。生用。

【性味】甘，平。

【归经】归心、肝、肺经。

【功效】解郁安神，活血消肿。

【应用及配伍】

1.心神不宁之忧郁，失眠：酸枣仁、菖蒲、远志等。2.骨折筋伤肿痛：乳香、没药等。

【用法】煎服，6~12 g。外用，适量。

【注意事项】孕妇慎用。

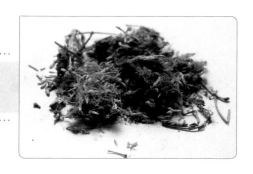

合欢花
hé huān huā

【别名】夜合花，乌绒。

【药用部位】豆科植物合欢的干燥花序。

【主要产地】安徽、江苏、浙江等地。

【制法】夏季花开放时择晴天采收，晒干。

【性味】甘，平。

【归经】归心、肝经。

【功效】解郁安神。

【应用及配伍】

心神不宁之忧郁，失眠：远志、夜交藤、酸枣仁、柴胡、香附等。

【用法】内服，4.5～9 g。

【注意事项】阴虚津伤者慎用。(《中华本草》)

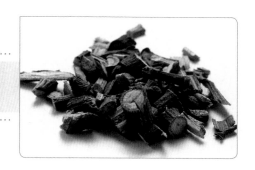

首乌藤
shǒu wū téng

【别名】夜交藤。

【药用部位】蓼科植物何首乌的干燥藤茎。

【主要产地】浙江、湖北、河南、湖南、江苏等地。

【制法】秋、冬二季采割，除去残叶，捆成把，晒干。切段，生用。

【性味】甘，平。

【归经】归心、肝经。

【功效】养心安神，祛风通络。

【应用及配伍】

　　1. 失眠：酸枣仁、柏子仁、茯神、生龙骨、远志等。2. 皮肤痒疹：蝉蜕、白鲜皮等煎汤外洗。3. 风湿痹痛：桑寄生、牛膝等。

【用法】煎服，9～15 g。

【注意事项】服用时可引起皮肤过敏，出现皮诊、瘙痒、皮肤刺痛、发冷发热等症状。

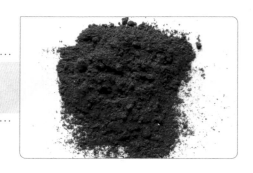

朱 砂
zhū shā

【别名】朱沙，丹砂，辰砂。

【药用部位】硫化物类矿物辰砂族辰砂，主含硫化汞（HgS)。

【主要产地】湖南、贵州、四川、广西、云南等地。

【制法】采挖后，选取纯净者，用水淘去杂石和泥沙，并用磁铁吸净含铁的杂质，照水飞法研成极细粉末，晾干或40℃以下干燥。生用。

【性味】甘，微寒。有毒。

【归经】归心经。

【功效】镇心安神，清热解毒。

【应用及配伍】

1. 热扰心神之失眠：黄连、生地、当归、龙齿、酸枣仁等。

2. 小儿惊风：羚羊角、钩藤、栀子、防风等。3. 热入心包之神昏，抽搐：牛黄、黄芩、黄连、麝香、栀子等。4. 疮痈肿毒：山慈菇、大戟等。5. 咽喉肿痛，口舌生疮：冰片、硼砂等。

【用法】内服，只宜入丸、散，每次 0.1～0.5 g。外用，适量。

【注意事项】不可过量服用或持续服用，孕妇及肝功能不全者禁服。入药只宜生用，忌火煅。

磁 石
cí shí

【别名】玄石，慈石，灵磁石，活磁石。

【药用部位】氧化物类矿物尖晶石族磁铁矿的矿石。

【主要产地】河北、山东、辽宁、江苏等地。

【制法】随时可采，采挖后，除去杂石，选择吸铁能力强者入药。
生用或煅至红透，醋淬后用，用时碾成粗粉。

【性味】咸，寒。

【归经】归心、肝、肾经。

【功效】镇惊安神，潜阳纳气，聪耳明目。

【应用及配伍】

1.心肾不交之失眠：紫石英、生龙牡、豆豉、山栀、远志
等。2.肝阳上亢之眩晕：天麻、钩藤、菊花等。3.肝阴亏虚
之视物昏花：枸杞子、女贞子、覆盆子、菊花等。4.肾阴
亏虚之耳鸣耳聋：熟地、山药、山茱萸等。5.肾不纳气之
虚喘：蛤蚧、五味子等。

【用法】煎服，15～30 g，宜打碎先煎。入丸、散，每次1～3 g。
镇惊安神、平肝潜阳宜生用；聪耳明目、纳气定喘宜醋淬
后用。

【注意事项】因吞服后不易消化，如入丸、散，不可多服。脾胃虚
弱者慎用。

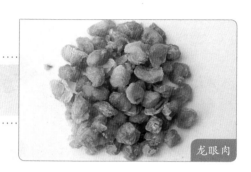

龙眼肉

桂 圆
guì yuán

【别名】龙眼。

【药用部位】无患子科龙眼属龙眼的果肉。

【主要产地】福建、广东、广西等地。

【制法】7~8月果实成熟呈黄褐色时采摘，除去果皮，晒干。

【性味】甘，温。

【归经】归心、脾经。

【功效】补益心脾、养血安神。

【应用及配伍】

　　心脾虚损之失眠，惊悸，怔忡：黄芪、茯苓、白术、酸枣仁、远志、当归等。

【用法】煎服，3~9 g。熬膏，浸酒或入丸剂。

【注意事项】本品偏温，不宜过服。内有痰火及湿滞停饮者忌服。

　　　　（《中华本草》）

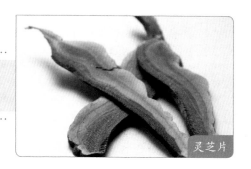

灵 芝
líng zhī

灵芝片

【别名】芝，灵芝草，三秀。

【药用部位】多孔菌科真菌赤芝或紫芝的干燥子实体。

【主要产地】四川、浙江、江西、湖南、广东、广西等地。除野生外，现多为人工培育品种。

【制法】全年可采收，除去杂质，剪除附有朽木、泥沙或培养基的下端菌柄，阴干或在 40～50℃烘干。

【性味】甘，平。

【归经】归心、肺、肝、肾经。

【功效】养心安神，温肺化饮，补虚。

【应用及配伍】

1. 心悸，失眠：酸枣仁、龙眼肉、远志、茯神等。2. 痰饮阻肺之咳喘：半夏、茯苓、苏子、莱菔子等。3. 虚劳：党参等。

【用法】煎服，6～12 g。研末吞服，1.5～3 g。

【注意事项】肌肉注射灵芝素可引起过敏性休克。要先以 1∶10 稀释液进行皮试，观察10分钟，如为阴性再做肌肉注射。

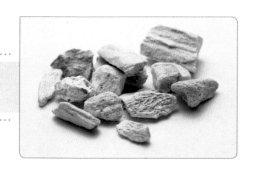

龙 齿
lóng chǐ

【别名】青龙齿，白龙齿。

【药用部位】古代哺乳动物如象类、犀牛类、三趾马等的牙齿化石。

【主要产地】河南、河北、内蒙古等地。

【制法】除去泥土，敲去牙床。

【性味】甘、涩，凉。

【归经】归心、肝经。

【功效】镇惊安神，除烦清热。

【应用及配伍】

　　1.惊风，癫痫：全蝎、朱砂、麦冬等；2.心中烦热，失眠多梦：琥珀、酸枣仁、柏子仁等。

【用法】煎服，10～15 g，先煎。外用，适量研末外撒或调敷。

【注意事项】外感发热者不宜使用。

云母石
yún mǔ shí

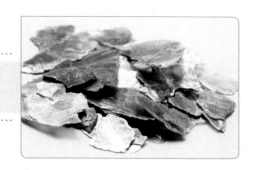

【别名】白云母，银精石。

【药用部位】天然白云母矿石。

【主要产地】四川、新疆、内蒙古、山西等地。

【性味】甘，平。

【归经】归肺经。

【功效】镇惊，止血。

【应用及配伍】

　　1.心悸，失眠：酸枣仁、远志、生龙骨、生牡蛎等。2.咯血：青黛、川贝、枇杷叶等。3.吐血：黄连、生地、丹皮、当归等。

【用法】煎服，15~20 g。

【注意事项】体虚者慎用。

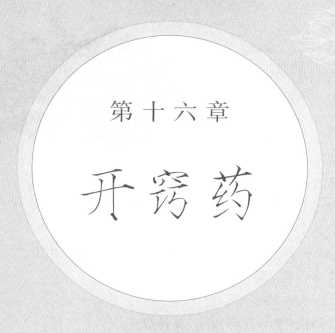

第十六章

开窍药

　　凡以通关开窍、苏醒神志为主要作用的药物，称为开窍药。

　　开窍药多属辛香走窜之品，具有开窍、启闭的功效。主要用于治疗热病神昏、中风昏厥、癫痫痉厥，以及七情郁结、气血逆乱、蒙闭清窍引起的突然昏迷等病证。

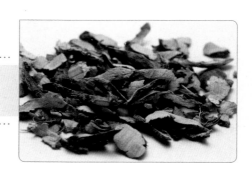

石菖蒲
shí chāng pú

【别名】菖蒲，水剑草。

【药用部位】天南星科植物石菖蒲的干燥根茎。

【主要产地】四川、浙江、江苏等地。

【制法】秋、冬二季采挖，除去须根及泥沙，晒干。生用。

【性味】辛、苦，温。

【归经】归心、胃经。

【功效】豁痰开窍，化湿和胃，安神益智。

【应用及配伍】

1.痰浊蒙窍之神昏：半夏、陈皮、茯苓、竹茹、胆星、枳壳等。2.湿蕴脾胃之脘腹胀满，呕恶：苍术、枳实、厚朴、砂仁、陈皮等。3.心神受扰之心悸，失眠：生龙骨、珍珠母、远志、茯神等。4.心神失养之健忘：党参、茯神、远志、核桃仁等。

【用法】煎服，3～9g，鲜品加倍。

【注意事项】热证者慎用。

麝　香
shè xiāng

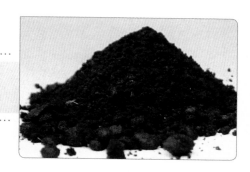

【别名】当门子。

【药用部位】鹿科动物林麝、马麝或原麝成熟雄体香囊中的干燥分泌物。

【主要产地】四川、西藏、云南、陕西、甘肃、内蒙古等地。

【制法】从香囊中取出麝香仁，阴干。

【性味】辛，温。

【归经】归心、脾经。

【功效】开窍，辟秽，活血通络，散瘀止痛，下胎。

【应用及配伍】

1. 热闭神昏：牛黄、黄芩、黄连、栀子、朱砂、冰片、珍珠等。2. 寒闭神昏：苏合香、安息香、沉香、檀香等。3. 风湿顽痹：独活、桑寄生、威灵仙、秦艽、川芎等。4. 瘀阻胞宫之闭经：当归、川芎、桃仁、红花等。5. 癥瘕：三棱、莪术等。6. 心腹暴痛：木香、桃仁等。7. 跌扑损伤：乳香、没药等。8. 难产，死胎：肉桂等。

【用法】入丸散，0.03 ~ 0.1 g。外用，适量。不宜入煎剂。

【注意事项】孕妇禁用。

冰 片
bīng piàn

【别名】梅片，梅花冰片，龙脑香。

【药用部位】龙脑香科植物龙脑香树脂加工品，或龙脑香树的树干、树枝切碎，经蒸馏冷却而得的结晶，称"龙脑冰片"，亦称"梅片"。由菊科植物艾纳香（大艾）叶的升华物经加工劈制而成，称"艾片"。

【主要产地】东南亚、台湾、广东、广西、云南、贵州等地。

【制法】龙脑香树的树干、树枝切碎，经蒸馏冷却而得；或用松节油、樟脑等，经化学方法合成。

【性味】辛、苦，微寒。

【归经】归心、脾、肺经。

【功效】开窍，清热泻火，明目退翳，消肿止痛。

【应用及配伍】

1.热闭神昏：牛黄、黄芩、黄连、栀子、朱砂、麝香、珍珠等。2.寒闭神昏：苏合香、安息香、沉香、檀香等。3.咽喉肿痛，口舌生疮：硼砂、玄明粉等，共研细末，外用患处。4.目赤翳障：琥珀、石决明、熊胆等，共研细末，外用。5.疮疡溃后日久不敛：牛黄、珍珠、炉甘石等。

【用法】内服，入丸散，0.15～0.3 g。外用，适量研粉，点敷患处。不入宜煎剂。

【注意事项】孕妇慎用。

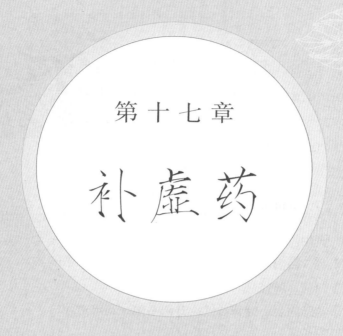

第 十 七 章

补虚药

　　凡能补益正气、增强体质，以提高抗病能力、治疗虚证为主的药物，称为补虚药。

　　补虚药可根据其药物功效和主要适应证的不同，分为补气、补阳、补血、补阴四类。其中补气药和补阳药多性温，属阳，主要能振奋衰减的机能，改善或消除形衰乏力，畏寒肢冷等证；补血药和补阴药多性寒凉或温和，属阴，主要能补充耗损的体液，改善或消除精血津液不足的证候。

黄 芪
huáng qí

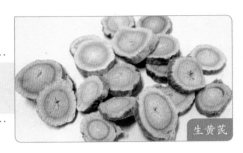
生黄芪

【别名】百本，绵黄芪，口芪。

【药用部位】豆科植物蒙古芪或膜荚黄芪的根。

【主要产地】内蒙古、山西、黑龙江等地。

【制法】春秋二季挖根，除去须根及根头，晒干，切片。生用或蜜
　　　　炙用。

【性味】甘，微温。

【归经】归脾、肺经。

【功效】益肺固表，健脾益气，升阳举陷，利水消肿。

【应用及配伍】

　　　　1.肺气亏虚：太子参、白术、五味子等。2.脾气亏虚：党
　　　　参、升麻、白术、茯苓等。3.气血两虚：人参、白术、熟
　　　　地、当归、龙眼肉等。4.疮痈日久不溃：党参、白术、当
　　　　归、川芎、银花、连翘、皂刺等。5.水肿：防己、白术、
　　　　生姜、泽泻等。

【用法】煎服，9～30 g，大剂量可用至30～60 g。益气补中宜蜜炙
　　　　用，其他多生用。

【注意事项】表实邪盛、气滞湿阻、食积
　　　　　　内停、阴虚阳亢、疮痈初起
　　　　　　或溃后热毒尚盛等证者均不
　　　　　　宜用。不可过量服用。

炙黄芪

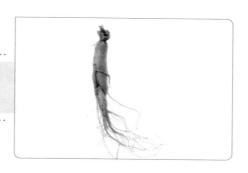

人 参
rén shēn

【别名】山参，园参，生晒参，红参等。

【药用部位】五加科植物人参的根。

【主要产地】主产于吉林、辽宁、黑龙江等地。以吉林抚松县产量最大，质量最好，称吉林参。

【制法】园参一般应栽培 6～7 年后收获。鲜参洗净后干燥者，称"生晒参"；蒸制后干燥者，称"红参"；加工断下的细根，称"参须"。山参经晒干，称"生晒山参"。切片或粉碎用。

【性味】甘、微苦，平。

【归经】归肺、心、脾经。

【功效】大补元气，固脱生津，补脾益肺，安神益智。

【应用及配伍】

1.脱证：①阳脱证：附子；②阴脱证：麦冬、五味子。2.气虚证：①肺气亏虚：黄芪、五味子等；②脾气亏虚：白术、茯苓、山药等；③心气亏虚：柏子仁、甘草、大枣等；④肾气亏虚：山药、五味子等。3.热伤气津：石膏、知母、粳米等。

【用法】煎服，3～19 g，挽救虚脱可用 15～30 g，宜文火另煎，分次兑服；研末吞服，每次 1.5～2 g。

【注意事项】不宜与藜芦同用。

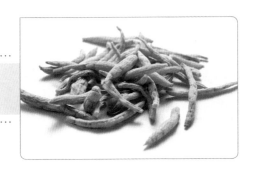

太子参
tài zǐ shēn

【别名】孩儿参，童参。

【药用部位】石竹科植物异叶假繁缕的块根。

【主要产地】江苏、安徽、山东等省。

【制法】夏季大暑时节，前后茎叶大部分枯萎时采挖，除去细小须根，置沸水中浸烫3~5分钟后取出晒干或直接晒干。生用。

【性味】甘、微苦，平。

【归经】归肺、脾经。

【功效】补肺健脾，养阴生津。

【应用及配伍】

1.肺气亏虚：黄芪、五味子等。2.脾气亏虚：白术、茯苓、白扁豆等。3.气阴两虚：黄芪、白术、麦冬、生地、玄参等。

【用法】煎服，9~30 g。

【注意事项】邪实正不虚者慎用。

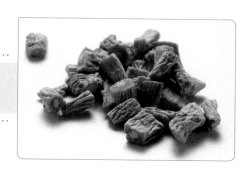

党 参
dǎng shēn

【别名】防党，狮头参，川党。

【药用部位】桔梗科植物党参、素花党参或川党参的根。

【主要产地】山西、陕西、甘肃。

【制法】秋季采挖，洗净，晒干，切厚片。生用、米炒或蜜炙用。

【性味】甘，平。

【归经】归肺、脾经。

【功效】补肺健脾，养阴生津。

【应用及配伍】

> 1.肺气亏虚之咳喘：黄芪、五味子等。2.脾气亏虚之乏力，
> 纳少，便溏：茯苓、白术、甘草、黄芪、白扁豆等。3.气
> 阴两虚之气短，咳嗽：白术、茯苓、麦冬、玄参等。

【用法】煎服，9～30 g。

【注意事项】实证、热证而正气不虚者不宜用。不可过量使用。不
宜与藜芦同用。

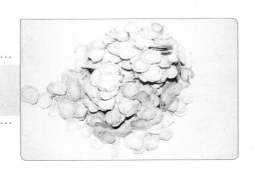

西洋参
xī yáng shēn

【别名】光西洋参，原皮西洋参。

【药用部位】五加科植物西洋参的根。

【主要产地】主产于美国、加拿大。我国北京、吉林、辽宁等地亦有栽培。

【制法】秋季采挖生长 3~6 年的根，除去分枝、须尾，晒干。喷水润湿，撞去外皮，再用硫黄熏之，晒干后，其色白起粉者，称"光西洋参"；挖起后即连皮晒干或烘干，为"原皮西洋参"。润湿切片生用。

【性味】甘、微苦，凉。

【归经】归肺、心、脾、肾经。

【功效】补气养阴，清热生津。

【应用及配伍】

　　1. 气阴两虚：石斛、麦冬、知母等。2. 热病津伤口渴：麦冬、沙参等。

【用法】另煎兑服，3~6 g。

【注意事项】不宜与藜芦同用。

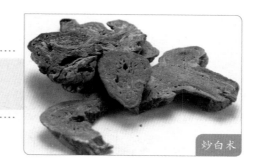

炒白术

白 术
bái zhú

【别名】术，于术，吃力伽，冬白术。

【药用部位】菊科植物白术的根茎。

【主要产地】主产于浙江、湖北、湖南等地。以浙江于潜产者最佳，称为"于术"。

【制法】霜降至冬季采收，除去茎叶和泥土，烘干或晒干，再除去须根，切厚片。生用或土炒、麸炒用。

【性味】甘、苦，温。

【归经】归脾、胃经。

【功效】健脾温阳，燥湿利水，固表止汗，安胎。

【应用及配伍】

　　1.脾气亏虚：党参、茯苓、升麻、白扁豆、莲子肉等。2.脾阳不足：人参、干姜等。3.水肿：桂枝、茯苓、猪苓、泽泻等。4.自汗：黄芪、防风。5.胎动不安：党参、砂仁等。

【用法】煎服，6～12 g。燥湿利水宜生用，补气健脾宜炒用，健脾止泻宜炒焦用。

【注意事项】阴虚燥渴者慎用，气滞胀闷者忌用。

焦白术

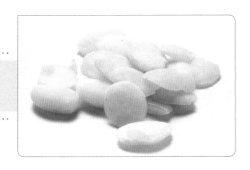

白扁豆
bái biǎn dòu

【别名】扁豆，南扁豆，蛾眉豆。

【药用部位】豆科植物扁豆的成熟种子。

【主要产地】湖南、江苏、河南、安徽等地。

【制法】立冬前后采摘成熟果荚，晒干，取出种子，再晒干。炒用。
用时捣碎。

【性味】甘，微温。

【归经】归脾、胃经。

【功效】健脾化湿，和中消暑，解毒。

【应用及配伍】

1. 脾气亏虚：党参、茯苓、白术等。2. 暑湿：香薷、半夏、
枳壳、厚朴、陈皮、桔梗等。3. 食物中毒。

【用法】煎服，10～15 g。健脾止泻宜炒用。

【注意事项】不可生食。

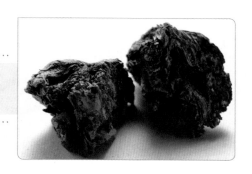

红景天
hóng jǐng tiān

【别名】扫罗玛尔布（藏名）。

【药用部位】景天科植物红景天或大花红景天的根茎。

【主要产地】主产于西藏、四川、吉林等地。野生或栽培均有。

【制法】秋季采收，洗净，晒干，切段。生用。

【性味】甘，寒。

【归经】归肺、脾经。

【功效】健脾益气，养肺止咳，活血化瘀。

【应用及配伍】

　　1. 脾气亏虚：白术、山药等。2. 阴虚咳嗽：沙参、麦冬、生地等。3. 瘀血证。

【用法】煎服，6～12 g。外用，捣敷或研末调敷。

【注意事项】寒证者慎用。

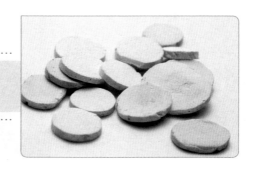

山 药
shān yào

【别名】薯蓣，淮山药，怀山药。

【药用部位】薯蓣科植物薯蓣的根茎。

【主要产地】主产于河南、湖南、江南等地。习惯认为河南（怀庆府）所产者品质最佳，故有"怀山药"之称。

【制法】冬季霜降后采挖，切去芦头，除去粗皮及须根，晒干或烘干，为"毛山药"；或选择肥大顺直的毛山药，置清水中，浸至无干芯，闷透，用木板搓成圆柱状，切齐两端，晒干，打光，习称"光山药"。润透，切厚片。生用或麸炒、土炒用。

【性味】甘，平。

【归经】归肺、脾、肾经。

【功效】健脾益肾，补肺养阴，固精止带。

【应用及配伍】

1.肺气阴不足：黄芪、白术、沙参、麦冬等。2.脾气亏虚：党参、茯苓、白术、白扁豆等。3.肾气亏虚：莲子、芡实等。4.肾阴亏虚证：熟地、山茱萸、茯苓等。

【用法】煎服，15～30 g；研末吞服，每次6～10 g。补阴生津宜生用，健脾止泻宜炒用。

【注意事项】湿盛中满或有积滞者，不宜单独使用。实热邪实者慎用。

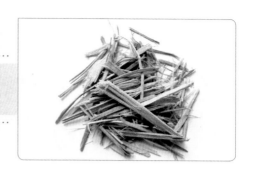

刺五加
cì wǔ jiā

【别名】刺拐棒，刺木棒，老虎镣子。

【药用部位】五加科植物刺五加的根茎。

【主要产地】辽宁、吉林、黑龙江、河北、山西等地。

【制法】春秋二季采挖，洗净、干燥，润透，切厚片，晒干。生用。

【性味】甘、微苦，温。

【归经】归心、肺、脾、肾经。

【功效】补脾益肺，补肾安神。

【应用及配伍】

1. 肺脾气虚：黄芪、太子参、五味子等。2. 肾虚之腰膝酸痛：杜仲、桑寄生、补骨脂等。3. 心脾两虚之失眠，健忘：酸枣仁、远志、石菖蒲等。

【用法】煎服，9～27 g。目前多作片剂、颗粒剂、口服液及注射剂使用。

【注意事项】热证者慎用。

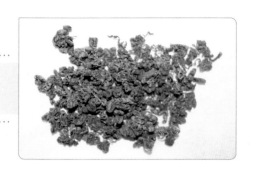

绞股蓝
jiǎo gǔ lán

【别名】七叶胆。

【药用部位】葫芦科植物绞股蓝的根茎或全草。

【主要产地】主产于广东、云南、四川、福建等地。野生或家种。

【制法】秋季采收，洗净，晒干，切段。生用。

【性味】甘、苦，寒。

【归经】归肺、脾经。

【功效】补脾益肺，清热生津，化痰止咳，解毒。

【应用及配伍】

　　1.脾胃气阴两虚之胃痛，纳少：太子参、白术、石斛、南沙参等。2.肺气阴两虚之咳嗽：黄芪、党参、麦冬、沙参等。3.痰浊壅肺之咳嗽：半夏、陈皮、瓜蒌、杏仁等。4.热毒肿瘤：半枝莲、白花蛇舌草等。

【用法】煎服，10~20 g，亦可泡服。

【注意事项】临床报道少数患者服用绞股蓝可出现恶心、呕吐、腹胀、腹泻（或便秘）、头晕、眼花、耳鸣等。

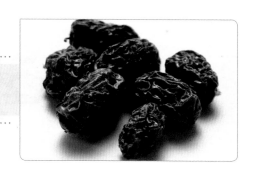

大 枣
dà zǎo

【别名】红枣，大红枣。

【药用部位】鼠李科植物枣的成熟果实。

【主要产地】河北、河南、山东等地。

【制法】秋季果实成熟时采收，晒干。或烘至皮软，再晒干。或先用水煮一滚，使果肉柔软而皮未皱缩时即捞起，晒干。生用。

【性味】甘，温。

【归经】归心、脾、胃经。

【功效】补中益气，养血安神。

【应用及配伍】

1. 脾气亏虚：党参、白术、茯苓等。2. 脏燥：小麦、炒枣仁、石菖蒲、甘草等。

【用法】劈破煎服，6 ~ 15 g。

【注意事项】湿痰、积滞、齿病、虫病者不宜使用。

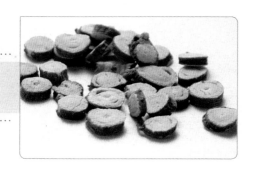

甘 草
gān cǎo

【别名】国老，蜜甘，粉草。

【药用部位】豆科植物甘草、中长果甘草或光果甘草的根或根茎。

【主要产地】内蒙古、新疆、甘肃等地。

【制法】春、秋采挖，以秋采者为佳。除去须根，晒干，切厚片。生用或蜜炙用。

【性味】甘，平。

【归经】归肺、心、脾、胃经。

【功效】健脾益气，化痰止咳，养心复脉，清热解毒，缓急止痛，调和诸药。

【应用及配伍】

1. 脾气亏虚：党参、茯苓、白术等。2. 痰浊咳嗽：半夏、陈皮、茯苓、桔梗等。3. 心气亏虚之心悸：党参、黄芪、桂枝等。4. 咽喉肿痛：银花、桔梗、玄参、牛蒡子等。5. 肢体筋脉拘挛疼痛：芍药等。

【用法】煎服，1.5～9g。清热解毒宜生用，补中缓急宜炙用。

【注意事项】湿盛胀满、水肿者不宜用。不可大量久服。不可与京大戟、芫花、甘遂同用。

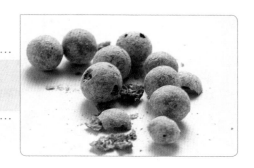

阿 胶
ē jiāo

【别名】驴皮胶，阿胶珠。

【药用部位】马科动物驴的皮，经漂泡去毛后熬制而成的胶块。

【主要产地】山东、浙江、河北、北京等地。以山东产者最为著名。古时以产于山东省东阿县而得名。

【制法】将驴的皮经漂泡去毛后熬制成胶块。以原胶块用，或将胶块打碎，用蛤粉炒或用蒲黄炒成阿胶珠用。

【性味】甘，平。

【归经】归肺、肝、肾经。

【功效】养血止血，滋阴润肺。

【应用及配伍】

1. 血虚证：熟地、白芍、当归、枸杞子等。2. 出血证：生地、丹皮、白及等。3. 肺阴亏虚：桑叶、麦冬、沙参、川贝等。4. 肝肾阴虚：白芍、枸杞子、生地、龟板等。

【用法】煎服，5~15 g，烊化兑服。止血常用阿胶珠或用蒲黄炒，润肺常用蛤粉炒阿胶。

【注意事项】脾胃虚弱者慎用。

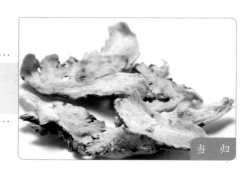

当 归
dāng guī

【别名】干归，岷当归。

【药用部位】伞形科植物当归的根。

【主要产地】主产于甘肃省东南部的岷县（秦州）。陕西、四川、云南、湖北等省也有栽培。

【制法】秋末采挖，除去须根及泥沙，待水分稍蒸发后按大小粗细分别捆成小把，上棚，用微火缓缓熏干或用硫黄烟熏，防蛀防霉。切片生用，或酒炒、土炒、炒炭用。

【性味】甘、辛，温。

【归经】归心、肝、脾经。

【功效】补血活血，调经，润肠通便。

【应用及配伍】

1. 心脾两虚：党参、白术、黄芪、大枣、龙眼肉等。2. 肝血亏虚：熟地、白芍、枸杞子、枣仁等。3. 月经不调：熟地、白芍、川芎等。4. 肠燥津亏便秘：郁李仁、肉苁蓉、杏仁等。

【用法】煎服，5～15 g。

【注意事项】湿盛中满、大便泄泻者忌服。

当归炭

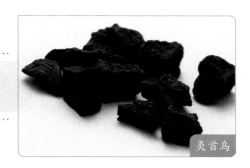

何首乌
hé shǒu wū

灸首乌

【别名】首乌，制首乌，生首乌。

【药用部位】蓼科植物何首乌的块根。

【主要产地】我国大部分地区均有出产。以河南、湖北所产者质量较佳。

【制法】秋后茎叶枯萎时或次年未萌芽前掘取其块根，削去两端，洗净，切片，晒干或微烘，称生首乌；再以黑豆汁拌匀，蒸至内外均成棕褐色，晒干，称制首乌。

【性味】制首乌苦、甘、涩，微温。生首乌甘、苦、平。

【归经】制首乌归肝、肾经。生首乌归心、肝、大肠经。

【功效】制用：补益精血，固肾乌须。生用：解毒，截疟，润肠通便。

【应用及配伍】

1.精血亏虚：熟地、当归、阿胶、黑芝麻、黄精等。2.湿毒蕴肤：苦参、白鲜皮、黄柏等，水煎外洗。3.久疟：柴胡、陈皮、青皮、当归等。4.肠燥津亏便秘：火麻仁、郁李仁、当归等。

【用法】煎服，10~30 g。

【注意事项】大便溏泄者及湿痰较重者不宜用。

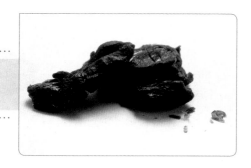

龙眼肉
lóng yǎn ròu

【别名】元肉，桂圆肉。

【药用部位】无患子科绿乔木龙眼的假种皮。

【主要产地】广东、福建、台湾、广西等地。

【制法】于夏、秋果实成熟时采摘，烘干或晒干，除去壳、核，晒至干爽不黏，贮存备用。

【性味】甘，温。

【归经】归心、脾经。

【功效】补脾养心，益气补血。

【应用及配伍】

1.心脾两虚之心悸，失眠：人参、黄芪、白术、当归、茯神、远志等。2.气血亏虚证：党参、当归、大枣等。

【用法】煎服，10～15 g，最大可用至 30～60 g；亦可熬膏、浸酒或入丸散。

【注意事项】湿盛中满或有停饮、痰、火者忌服。

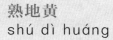

熟地黄
shú dì huáng

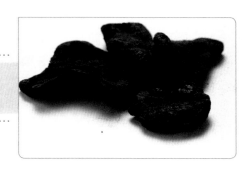

【别名】熟地。

【药用部位】玄参科植物地黄的块根。

【主要产地】主产于河南、浙江等地。河北、湖南、湖北、四川等省亦产。

【制法】为生地黄加黄酒拌蒸至内外色黑、油润，或直接蒸至黑润而成。切厚片用或炒炭用。

【性味】甘，微温。

【归经】归肝、肾经。

【功效】养肝滋肾，填精益髓。

【应用及配伍】

1. 肝肾阴虚：枸杞子、白芍、山茱萸、知母、龟板等。2. 肾精亏虚：制首乌、黑芝麻、菟丝子等。

【用法】煎服，10～30 g。

【注意事项】气滞痰多、脘腹胀满、食少便溏者忌服。重用久服宜与陈皮、砂仁等同用，防止黏腻碍胃。

白 芍
bái sháo

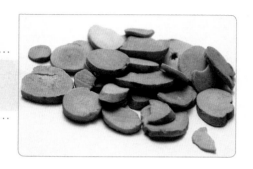

【别名】白芍药，杭白芍，亳白芍，川白芍。

【药用部位】毛茛科植物芍药的根。

【主要产地】浙江、安徽、四川等地。

【制法】夏、秋季采挖，去净泥土和支根，置沸水中煮后去皮，或去皮后置沸水中煮至发软，捞出晒干。用时润透切片。一般生用、酒炒或清炒用。

【性味】苦、酸，微寒。

【归经】归肝、脾经。

【功效】养血柔肝，平肝止痛，敛阴止汗。

【应用及配伍】

1. 肝血亏虚之胁肋疼痛：柴胡、当归、茯苓、枸杞子、延胡索等。2. 肝阳上亢之眩晕：生龙骨、代赭石、龟板、天冬、牛膝等。3. 自汗：桂枝、地黄等。

【用法】煎服，5～15 g，不超过 30 g。平肝、敛阴多生用，养血调经多炒用或酒炒用。

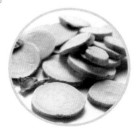

【注意事项】阳衰虚寒证者不宜用。不宜与藜芦同用。

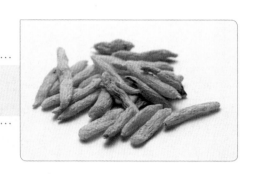

麦 冬
mài dōng

【别名】麦门冬，寸冬。

【药用部位】百合科植物麦冬的块根。

【主要产地】四川、浙江、江苏等地。

【制法】夏季采挖，反复暴晒、堆置，至七八成干，除去须根，干燥。生用。

【性味】甘、微苦，微寒。

【归经】归心、肺、胃经。

【功效】养阴润肺，宁心安神，清胃生津。

【应用及配伍】

    1.肺阴亏虚之干咳，咽干：沙参、百合、枇杷叶、玄参等。

    2.阴虚有热之心悸，失眠：黄连、阿胶、酸枣仁等。3.胃阴亏虚之胃痛：沙参、玉竹、石斛等。

【用法】煎服，6～12 g。

【注意事项】脾胃虚寒泄泻、胃有痰饮湿浊及暴感风寒咳嗽者均忌用。

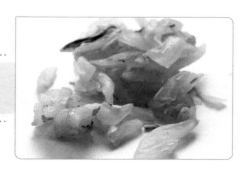

天 冬
tiān dōng

【别名】天门冬，明天冬。

【药用部位】百合科植物天冬的块根。

【主要产地】贵州、四川、广西等地。

【制法】秋、冬二季采挖，洗净，除去茎基和须根，置沸水中煮或蒸至透芯，趁热除去外皮，洗净，干燥，切片或段。生用。

【性味】甘、苦，寒。

【归经】归肺、胃、肾经。

【功效】养阴清肺，清胃生津，滋阴清热。

【应用及配伍】

1. 肺阴亏虚之干咳：沙参、麦冬、生地、百部等。2. 胃阴亏虚之纳食量少：生地、沙参、麦冬等。3. 阴虚内热之腰膝酸软：熟地、山药、山茱萸、知母、黄柏等。

【用法】煎服，6～12 g。

【注意事项】脾虚泄泻、痰湿内盛者忌用。

黄 精
huáng jīng

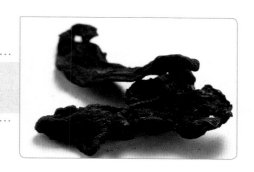

【别名】鸡头黄精，姜形黄精。

【药用部位】百合科植物黄精、滇黄精或多花黄精的根茎。

【主要产地】贵州、湖南、广西、河北、内蒙古等地。

【制法】春、秋二季采挖，洗净，置沸水中略烫或蒸至油润时，晒干或烘干，切厚片。生用，也可清蒸或加黄酒蒸后用。

【性味】甘，平。

【归经】归肺、脾、肾经。

【功效】养阴润肺，健脾益肾。

【应用及配伍】

1.肺阴亏虚之干咳：沙参、麦冬等。2.脾气阴两虚之乏力，食少：党参、茯苓、麦冬等。3.肾虚精亏之腰膝酸软：熟地、制首乌、女贞子等。

【用法】煎服，9～15 g。

【注意事项】体虚有湿、中寒便溏者忌用。

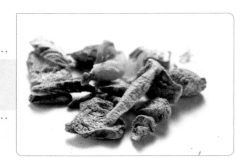

南沙参
nán shā shēn

【别名】泡参，泡沙参。

【药用部位】桔梗科植物轮叶沙参或沙参的根。

【主要产地】安徽、江苏、浙江、贵州等地。

【制法】春、秋二季采挖，除去须根，洗后趁鲜刮去粗皮，晒干或烘干，切厚片或短段。生用。

【性味】甘，微寒。

【归经】归肺、胃经。

【功效】养阴清肺，祛痰，清胃生津。

【应用及配伍】

1.肺阴亏虚之干咳痰少：麦冬、百部、前胡等。2.胃阴亏虚之胃痛：石斛、玉竹、麦冬等。

【用法】煎服，9～15 g。

【注意事项】不宜与藜芦同用。

北沙参
běi shā shēn

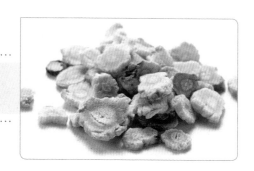

【别名】沙参，莱阳沙参，辽沙参。

【药用部位】伞形科植物珊瑚菜的根。

【主要产地】山东、辽宁、江苏、河北、福建等地亦产。

【制法】夏、秋两季采挖，洗净，置沸水中烫后，除去外皮，干燥，再用水软化切段。生用。

【性味】甘、微苦，微寒。

【归经】归肺、胃经。

【功效】养阴清肺，益胃生津。

【应用及配伍】

1. 肺阴亏虚之干咳：麦冬、百合、百部、前胡等。2. 胃阴亏虚之胃痛嘈杂：石斛、玉竹、麦冬等。

【用法】煎服，4.5 ~ 9 g。

【注意事项】不宜与藜芦同用。

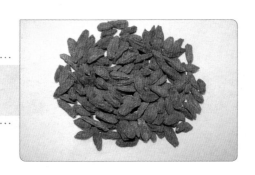

枸杞子
gǒu qǐ zǐ

【别名】枸杞，杞子，杞果。

【药用部位】茄科植物宁夏枸杞的成熟果实。

【主要产地】宁夏、甘肃、内蒙、新疆、青海等地。

【制法】夏、秋二季果实呈橙红色时采收，晾至皮皱后，再晒至外皮干硬，果肉柔软，也可低温烘干。生用。

【性味】甘，平。

【归经】归肝、肾经。

【功效】补肾养肝，明目，润肺。

【应用及配伍】

1.肝肾阴虚之腰膝酸软：熟地、山药、山茱萸等。2.肝肾阴虚之须发早白：女贞子、墨旱莲等。3.肝肾阴虚之两目干涩，视物不清：菊花、熟地、山茱萸等。4.阴虚劳嗽：麦冬、知母、贝母等。

【用法】煎服，6~12 g。

【注意事项】外邪实热、脾虚便溏者不宜服用。

玉 竹
yù zhú

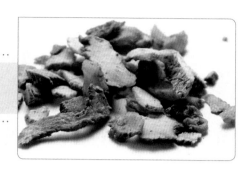

【别名】葳蕤，萎蕤，肥玉竹，明玉竹。

【药用部位】百合科植物玉竹的根茎。

【主要产地】湖南、河南、江苏、浙江等地。

【制法】春、秋两季均可采挖，洗净，晾晒至外表有黏液渗出变柔软后，反复揉搓、晾晒至柔润光亮、无硬芯，再晒至足干；或蒸透后，边晒边揉至柔软而半透明时再晒干，切厚片或段。生用。

【性味】甘，微寒。

【归经】归肺、胃经。

【功效】养阴润肺，生津益胃。

【应用及配伍】

　　1.肺阴亏虚之干咳：沙参、麦冬、川贝、桑叶、枇杷叶等。

　　2.胃阴亏虚之纳少：石斛、沙参、麦冬等。

【用法】煎服，6~12 g。

【注意事项】胃有痰湿气滞者忌用。

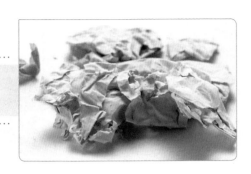

凤凰衣
fèng huáng yī

【别名】鸡蛋衣。

【药用部位】雉科动物家鸡的蛋壳内膜。

【主要产地】全国各地均产。

【制法】春、秋采收，将孵出小鸡后的蛋壳敲碎，剥取内膜，洗净阴干。

【性味】甘，平。

【归经】归肺经。

【功效】养阴清肺，敛疮。

【应用及配伍】

　　1. 咳嗽日久不愈：麻黄等。2. 口疮，口痔：儿茶、人中白、橄榄核等。

【用法】煎服，3~9 g。外用，研末或外敷。

【注意事项】脾胃虚弱、痰湿内盛者慎用。

石 斛
shí hú

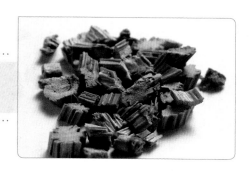

【别名】金钗石斛，耳环石斛，黄草，风斗。

【药用部位】兰科植物环草石斛、马鞭石斛、黄草石斛、铁皮石斛
　　　　　　或金钗石斛的茎。

【主要产地】四川、贵州、广东、广西、云南等地。

【制法】全年均可采取，以秋季采收为佳。烘干或晒干，切段。生
　　　　用。鲜者可栽于砂石内，以备随时取用。

【性味】甘，微寒。

【归经】归胃、肾经。

【功效】益胃生津，滋阴清热。

【应用及配伍】

　　　　1. 胃阴亏虚之胃痛：生地、麦冬、玉竹等。2. 阴虚内热之
　　腰膝酸软：熟地、山茱萸、杜仲、牛膝、知母、黄柏等。

【用法】煎服，6～12 g，鲜品加倍。

【注意事项】温热病不宜早用。湿温病尚未化燥者忌用。

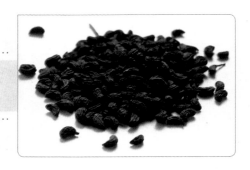

女贞子
nǚ zhēn zǐ

【别名】女贞，冬青子，女贞实。

【药用部位】木犀科植物女贞的成熟果实。

【主要产地】浙江、江苏、湖南、福建、广西等地。

【制法】冬季果实成熟时采收，除去枝叶，晒干。或稍蒸，或置沸水中略烫后，晒干。生用或酒蒸后用。

【性味】甘、苦，凉。

【归经】归肝、肾经。

【功效】补肝益肾，乌须明目。

【应用及配伍】

肝肾阴虚：枸杞子、熟地黄、墨旱莲、决明子等。

【用法】煎服，6~12 g。

【注意事项】脾胃虚寒泄泻者及阳虚者不宜服。

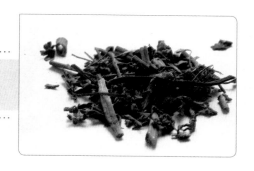

墨旱莲
mò hàn lián

【别名】旱莲草，莲子草。

【药用部位】菊科一年生草本植物鳢肠的地上部分。

【主要产地】主产于江苏、江西、浙江、广东等地。

【制法】花开时采割，晒干，切段，生用。

【性味】甘、酸，寒。

【归经】归肝、肾经。

【功效】养肝益肾，凉血止血。

【应用及配伍】

　　1.肝肾阴虚：枸杞子、白芍、熟地、山茱萸、女贞子等。

　　2.阴虚内热之出血：可单用本品鲜品捣烂服用。

【用法】煎服，6～12 g。

【注意事项】脾肾虚寒者不宜服用。

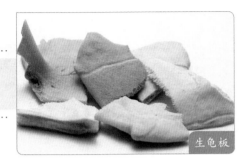

生龟板

龟 甲
guī jiǎ

【别名】龟板，龟壳，败龟板。

【药用部位】龟科动物乌龟的腹甲及背甲。

【主要产地】主产于浙江、湖北、湖南、安徽等地。野生与家养均有。

【制法】全年均可捕捉。杀死，或用沸水烫死，剥取甲壳，除去残肉，晒干。砂炒后醋淬用。

【性味】甘，寒。

【归经】归心、肝、肾经。

【功效】滋阴潜阳，养血宁心。

【应用及配伍】

1. 阴虚阳亢之眩晕：生熟地、天冬、白芍、代赭石等。2. 心血亏虚之心悸，失眠：生龙骨、远志、酸枣仁、龙眼肉等。

【用法】煎服，9~24 g，宜打碎先煎。

【注意事项】孕妇或胃有寒湿者忌用。

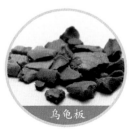

乌龟板

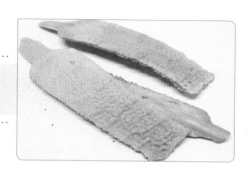

鳖 甲
biē jiǎ

【别名】甲鱼壳，团鱼甲，水鱼壳。

【药用部位】鳖科动物鳖的背甲。

【主要产地】湖北、湖南、江苏、河南、安徽等地。

【制法】全年均可捕捉，以秋、冬二季为多。捕捉后杀死，置沸水中烫至背甲上硬皮能剥落时取出，剥取背甲，晒干。以砂炒后醋淬用。

【性味】甘、咸，寒。

【归经】归肝、肾经。

【功效】滋阴潜阳，退热除蒸，软坚散结。

【应用及配伍】

　　1.阴虚动风：干地黄、白芍、阿胶、龟板、麦冬、生牡蛎等。2.骨蒸潮热：秦艽、知母、青蒿、地骨皮、当归等。

　　3.癥瘕：桃仁、红花、三棱、土鳖虫等。

【用法】煎服，9～24 g，宜打碎先煎。滋阴潜阳宜生用，软坚散结宜制用。

【注意事项】孕妇及脾胃虚寒者忌服。

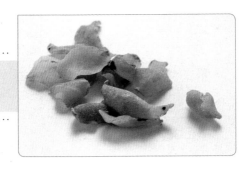

百 合
bǎi hé

【别名】白百合，药百合，野百合。

【药用部位】百合科植物百合或细叶百合的肉质鳞叶。

【主要产地】全国各地均产，以湖南、浙江产者为多。野生与家种均有。野生者鳞片小而厚，味较苦；家种者鳞片阔而薄，味不甚苦。

【制法】秋季采挖，洗净，剥取鳞叶，置沸水中略烫或微蒸后，焙干或晒干。生用或蜜炙用。

【性味】甘，微寒。

【归经】归肺、心、胃经。

【功效】养阴清肺，宁心安神。

【应用及配伍】

　　1.肺阴亏虚之干咳，咽干：沙参、麦冬、玄参、桔梗等。

　　2.虚热扰心之心悸，失眠：酸枣仁、阿胶、生地等。

【用法】煎服，6~12 g。清心宜生用，润肺宜蜜炙用。

【注意事项】风寒咳嗽、中寒便溏者忌用。

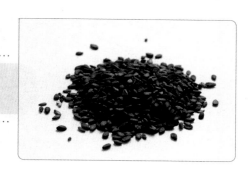

黑芝麻
hēi zhī ma

【别名】黑芝麻，巨胜子。

【药用部位】脂麻科植物脂麻的成熟种子。

【主要产地】我国各地均有栽培。

【制法】秋季果实成熟时采割植株，晒干，打下种子，再晒干。生用或炒用。

【性味】甘，平。

【归经】归肝、肾、大肠经。

【功效】补肝益肾，润肠通便。

【应用及配伍】

　　1.肝肾阴虚：熟地、山茱萸、女贞子、白芍等。2.肠燥津亏便秘：火麻仁、肉苁蓉、郁李仁等。

【用法】煎服，9～15 g。

【注意事项】泄泻者忌服。

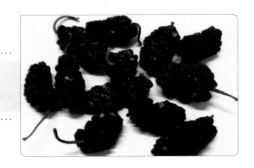

桑 椹
sāng shèn

【别名】黑桑椹，桑椹子。

【药用部位】桑科植物桑的果穗。

【主要产地】全国大部分地区均产，主产于江苏、浙江、湖南等地。

【制法】4~6月果实变红紫色时采收，晒干，或略蒸后晒干用。

【性味】甘、酸，寒。

【归经】归肝、肾经。

【功效】滋阴养血，生津润燥。

【应用及配伍】

1.肝肾阴虚：熟地、山茱肉、白芍、枸杞子等。2.津伤口渴：生地、玉竹、石斛等。

【用法】煎服，9~15 g。

【注意事项】脾胃虚寒泄泻者忌用。

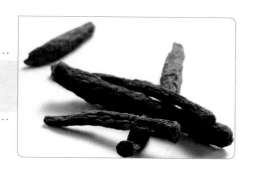

仙 茅
xiān máo

【别名】独茅根，独茅，独脚仙茅，蟠龙草。

【药用部位】石菇科植物仙茅的根茎。

【主要产地】产于西南及长江以南各省，四川产量甚大。均为野生。

【制法】春初发芽前及秋末地上部分枯萎时采挖，除去须根，晒干，防蛀。切片生用，或经米泔水浸泡切片生用，或酒炙后用。

【性味】辛，热。有毒。

【归经】归肝、肾经。

【功效】温肾壮阳，祛寒除湿。

【应用及配伍】

    1. 肾阳亏虚：仙灵脾、巴戟天等。2. 寒湿痹证：独活、桂枝、威灵仙等。

【用法】煎服，5~15 g，或浸酒服。

【注意事项】阴虚火旺者忌用。不可过量服用及久服。

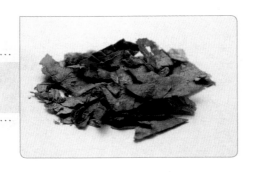

仙灵脾
xiān líng pí

【别名】淫羊藿。

【药用部位】小檗科植物淫羊藿和箭叶淫羊藿或柔毛淫羊藿等的全草。

【主要产地】陕西、辽宁、山西、湖北等地。

【制法】夏、秋茎叶茂盛时采收，割取地上部分，除去粗茎及杂质，晒干。切丝生用或以羊脂油炙后用。

【性味】辛、甘，温。

【归经】归肝、肾经。

【功效】补肾助阳，祛寒除湿。

【应用及配伍】

　　　　1.肾阳亏虚之阳痿，不孕，遗尿：仙茅、肉苁蓉、补骨脂、巴戟天等。2.寒湿痹证：独活、威灵仙、牛膝等。

【用法】煎服，3~15 g。

【注意事项】阴虚火旺者不宜服。

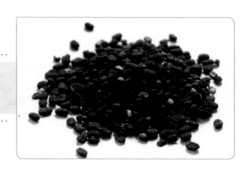

补骨脂
bǔ gǔ zhī

【别名】破故纸，川故子，怀故子，黑故子。

【药用部位】豆科植物补骨脂的成熟果实。

【主要产地】河南、四川、陕西等地。栽培或野生。

【制法】夏、秋果实由绿变红时采收，晒干，去壳取仁。生用或盐水炒用。

【性味】苦、辛，温。

【归经】归脾、肾经。

【功效】补肾助阳，纳气平喘，温脾止泻。

【应用及配伍】

1.肾阳亏虚之阳痿：仙茅、巴戟天、鹿角霜等。2.肾虚失摄之遗尿，遗精：桑螵蛸、益智仁等。3.肾不纳气之喘促：胡桃肉、冬虫夏草、蛤蚧、沉香等。4.脾肾虚寒之泄泻：肉豆蔻、吴茱萸等。

【用法】煎服，5～15 g。外用，适量。内服宜炒用，外治多生用。

【注意事项】阴虚火旺者及大便秘结者忌用。

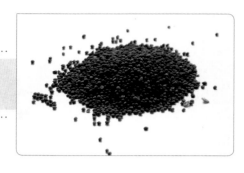

菟丝子
tù sī zǐ

【别名】吐丝子，豆须子，菟丝实，无根草子。

【药用部位】旋花科植物菟丝子的成熟种子。

【主要产地】我国大部分地区均有分布。

【制法】秋季果实成熟时割取地上植株，晒干，打下种子，筛去杂质。生用或盐水炙用。

【性味】辛、甘，温。

【归经】归肝、脾、肾经。

【功效】补益肝肾，明目，止泻，安胎。

【应用及配伍】

1. 肾阳亏虚之遗尿，遗精：补骨脂、桑螵蛸、益智仁等。

2. 肝肾两虚之内障目昏：枸杞子、五味子、熟地黄、当归等。3. 脾肾虚寒之泄泻：肉豆蔻、补骨脂等。4. 胎动不安：桑寄生、续断、杜仲等。

【用法】煎服，10～20 g。外用，适量。

【注意事项】阴虚火旺者及大便燥结、小便短赤者不宜服。

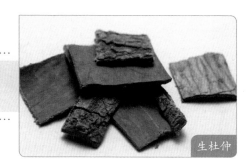

杜 仲
dù zhòng

生杜仲

【别名】思仙，石思仙，<u>丝连皮</u>，扯丝皮。

【药用部位】杜仲科植物杜仲的树皮。

【主要产地】四川、云南、贵州、湖北等地。

【制法】4～6月剥取，刮去粗皮，堆置"发汗"至内皮呈紫褐色，晒干，切丝或块。生用或盐水炙用。

【性味】甘，温。

【归经】归肝、肾经。

【功效】补肝益肾，强筋壮骨，安胎。

【应用及配伍】

1. 肝肾亏虚之腰膝酸痛：熟地、山茱萸、牛膝、续断等。

2. 胎动不安：桑寄生、菟丝子、续断等。

【用法】煎服，10～15 g。炒用破坏其胶质，利于有效成分煎出，故疗效更佳。

【注意事项】阴虚火旺者慎用。

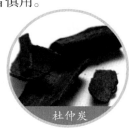

杜仲炭

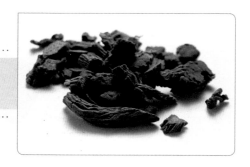

续 断
xù duàn

【别名】川续断，川断，京续断，接骨草。

【药用部位】川续断科植物川续断的干燥根。

【主要产地】四川、湖北、湖南、贵州等地均有，以四川、湖北所产质量较佳。野生、栽培均有。

【制法】秋季采挖，除去根头及须根，用微火烘至半干，堆置"发汗"至内芯变绿色时，再烘干，切片。生用、炒黄、炒炭用或盐炙、酒炙用。

【性味】苦、辛，微温。

【归经】归肝、肾经。

【功效】补肝益肾，强筋壮骨，续折疗伤，安胎。

【应用及配伍】

　　1.肝肾亏虚之腰膝酸痛：杜仲、牛膝等。2.跌打损伤：乳香、没药等。3.胎动不安：杜仲、桑寄生等。

【用法】煎服，9～15 g。外用，适量研末敷患处。治疗崩漏下血宜炒用。

【注意事项】风湿热痹者忌服。

炒续断

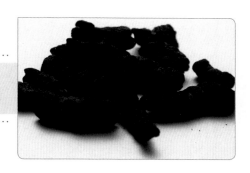

巴戟天
bā jǐ tiān

【别名】巴戟，鸡肠风，兔子肠。

【药用部位】茜草科植物巴戟天的根。

【主要产地】广东、广西、江西、四川等地。

【制法】全年均可采挖，去须根略晒，压扁晒干。润透或蒸过，除去木质芯后，切段用或盐水炒用。

【性味】辛、甘，微温。

【归经】归肝、肾经。

【功效】补肾助阳，祛寒除湿。

【应用及配伍】

　　1.肾阳亏虚之阳痿，不孕：仙茅、仙灵脾、肉苁蓉等。2.寒湿痹证：附子、威灵仙、杜仲、牛膝等。

【用法】煎服，5～15 g。

【注意事项】热证者不宜服用。

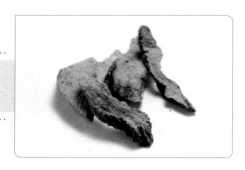

锁 阳
suǒ yáng

【别名】琐阳，不老药。

【药用部位】锁阳科肉质寄生草本植物锁阳的肉质茎。

【主要产地】内蒙古、甘肃、青海、新疆等省。

【制法】春季采挖，除去花序，置沙土中半埋半露，连晒带烫，使之干燥，防霉。再用水润透，切厚片。生用。

【性味】甘，温。

【归经】归肝、肾、大肠经。

【功效】补肾助阳，润肠通便。

【应用及配伍】

　　1.肾阳亏虚之阳痿，不孕：补骨脂、巴戟天、仙茅、仙灵脾等。2.肠燥津伤之便秘：火麻仁、肉苁蓉等。

【用法】煎服，10～15 g。

【注意事项】阴虚阳亢、脾虚泄泻、实热便秘者均忌用。

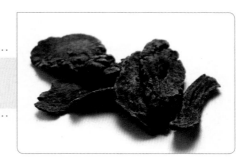

肉苁蓉
ròu cōng róng

【别名】大芸，淡大芸，纵蓉。

【药用部位】列当科植物肉苁蓉带鳞叶的肉质茎。

【主要产地】内蒙古、甘肃、新疆、青海等地。

【制法】春季苗未出土或刚出土时采挖，除去花序，切段，晒干。再用水软化切片。生用或酒蒸用。

【性味】甘、咸，温。

【归经】归肾、大肠经。

【功效】补肾助阳，润肠通便。

【应用及配伍】

1. 肾阳亏虚之阳痿，不孕：仙茅、仙灵脾、巴戟天等。2. 肠燥津伤之便秘：火麻仁、郁李仁等。

【用法】煎服，10～15 g。单用时可大剂量煎服，用至 60 g。

【注意事项】泄泻者忌用。热证者不宜服用。

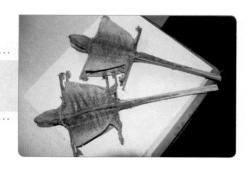

蛤 蚧
gé jiè

【别名】对蛤蚧，蛤蟹，仙蟾。

【药用部位】脊椎动物壁虎科动物蛤蚧除去内脏的干燥体。

【主要产地】主产于广西。广东、云南、贵州等省亦产。

【制法】全年均可捕捉，以5～9月为旺产期。捕捉后，用锤击死，剖腹除去内脏，用干布拭净（不可用水洗），以薄竹片先从横面撑开，使躯体及四肢扁平顺直，再用长竹一条撑着下胯延至尾末端，用线或白纸条把尾部缠绕固定在竹条上，以防尾部脱落。用文火烘焙干燥，两支合成一对。用时除去竹片，去头（有小毒）、足和鳞片，切块。生用，或黄酒浸润后烘干用，或抹油烘至酥脆后研末用，也有单取其尾用。

【性味】咸，平。

【归经】归肺、肾经。

【功效】补肺益肾，纳气平喘，助阳益精。

【应用及配伍】

　　1.肺肾气虚之咳喘：人参、茯苓、杏仁、川贝、桑白皮等。

　　2.肾阳亏虚之阳痿，遗精：仙茅、仙灵脾、巴戟天等。

【用法】煎服，5～10g；研末每次1～2g，1日3次；浸酒服用，1～2对；或入丸散剂。

【注意事项】风寒或实热咳喘者忌用。

冬虫夏草
dōng chóng xià cǎo

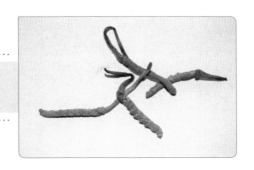

【别名】冬虫草，虫草。

【药用部位】麦角菌科植物冬虫夏草菌寄生在蝙蝠蛾科昆虫幼虫上的子座及幼虫尸体的复合体。

【主要产地】主产于四川、青海、云南、贵州。西藏、甘肃亦产。

【制法】夏至前后，在积雪尚未溶化时入山采集。挖出后，在虫体潮湿未干时，除去外层泥土及膜皮，晒干或微火烘干；或喷黄酒使之软，整理平直，微火烘干。生用。

【性味】甘，温。

【归经】归肺、肾经。

【功效】补肺益肾，助阳益精。

【应用及配伍】

1. 肺肾两虚之咳喘：蛤蚧、熟地、茯苓、山药、川贝等。

2. 肾阳亏虚之阳痿，遗精：仙灵脾、补骨脂、菟丝子、巴戟天等。3. 诸虚劳损：根据辨证配伍相应药物。

【用法】煎服或炖服，5～15 g。

【注意事项】有表邪者不宜用。

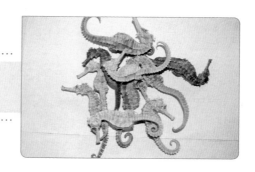

海 马
hǎi mǎ

【别名】水马，龙落子鱼，马头鱼。

【药用部位】海龙科动物线纹海马、刺海马、大海马、三斑海马或小海马的干燥体。

【主要产地】主产于广东、山东等地。辽宁、福建等沿海地区亦产。

【制法】夏、秋季捕捞，洗净，晒干，或除去皮膜及内脏后，晒干。生用、滑石粉炒后用或喷酒烤制用。

【性味】甘，温。

【归经】归肝、肾经。

【功效】补肾壮阳，调气活血。

【应用及配伍】

　　1. 肾阳亏虚之阳痿，遗精：补骨脂、巴戟天、仙灵脾等。

　　2. 肾不纳气之虚喘：人参、蛤蚧等。3. 气滞血瘀之积聚：木香、大黄等。4. 跌打损伤：乳香、没药等，研末外敷患处。

【用法】煎服，3~9 g；研末服，每次 1~1.5 g。外用，适量。

【注意事项】孕妇禁用。阴虚火旺者忌服。

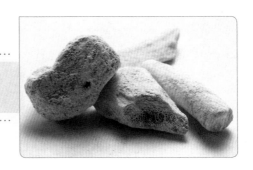

鹿角霜
lù jiǎo shuāng

【别名】鹿角白霜。

【药用部位】鹿角熬膏所存残渣。

【主要产地】吉林、黑龙江、辽宁、内蒙等地。

【制法】收集熬制鹿角胶后剩余的骨渣，捡去杂质，砎成小块。

【性味】咸，温。

【归经】归肝、肾经。

【功效】补肾助阳，涩精止遗。

【应用及配伍】

　　1. 肾阳亏虚：附子、肉苁蓉、巴戟天、仙茅、仙灵脾等。

　　2. 小便频数，遗精：桑螵蛸、益智仁、芡实等。

【用法】水煎服，10～25 g。

【注意事项】阴虚火旺者忌用。

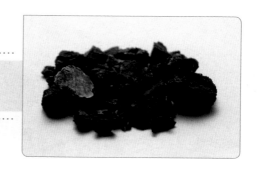

紫河车
zǐ hé chē

【别名】胞衣，胎盘，人胞。

【药用部位】健康产妇的胎盘。

【主要产地】全国各地均产。

【制法】将取得的新鲜胎盘割开血管，用清水反复洗净，蒸或置沸水中略煮后，烘干。研粉用，亦可鲜用。

【性味】甘、咸，温。

【归经】归肺、肝、肾经。

【功效】补肾益精，养血益气。

【应用及配伍】

1.肾阳亏虚之阳痿，遗精：熟地、仙茅、仙灵脾、巴戟天、肉苁蓉等。2.气血不足虚证：人参等。

【用法】研末装胶囊服，1.5～3 g。

【注意事项】阴虚火旺者不宜单用。

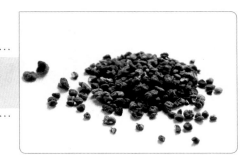

益智仁
yì zhì rén

【别名】益智子。

【药用部位】姜科植物益智的成熟果实。

【主要产地】海南、广东、广西、福建等地。

【制法】夏、秋季间果实由绿转红时采收，晒干。砂炒至外壳焦黑，取出冷透，除去果壳取仁。生用或盐水微炒用。用时捣碎。

【性味】辛，温。

【归经】归脾、肾经。

【功效】温脾止泻，暖肾固精缩尿。

【应用及配伍】

1. 脾肾虚寒之泄泻：补骨脂、肉豆蔻、诃子等。2. 肾阳亏虚之遗尿，遗精：补骨脂、乌药等。

【用法】煎服，3～10 g。

【注意事项】阴虚火旺者及湿热者忌用。

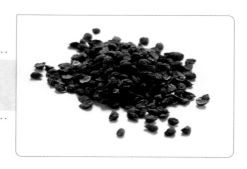

韭菜子
jiǔ cài zǐ

【别名】韭子，韭菜仁。

【药用部位】百合科植物韭菜的干燥成熟种子。

【主要产地】全国各地均产，以河北、山西、吉林、河南、山东、安徽等地为主。野生与栽培均有。

【制法】秋季采集成熟果序，晒干，搓出种子。生用或炒用。

【性味】辛、甘，温。

【归经】归肝、肾经。

【功效】温肾助阳，暖肝。

【应用及配伍】

　　1.肾阳亏虚之阳痿，遗精，遗尿：仙茅、菟丝子、补骨脂、益智仁等。2.肝肾不足之腰膝酸软：枸杞子、杜仲、巴戟天等。

【用法】煎服，3~9 g，或入丸、散服。

【注意事项】阴虚火旺者忌用。

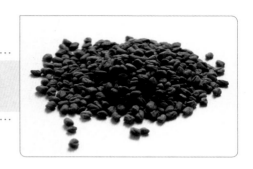

胡芦巴
hú lú bā

【别名】芦巴子，芦巴，胡巴。

【药用部位】豆科植物胡芦巴的成熟种子。

【主要产地】河南、安徽、四川等地均有栽培。

【制法】夏秋季种子成熟时割取植株，晒干，打下种子。生用或盐水炙用。

【性味】苦，温。

【归经】归肾经。

【功效】温肾助阳，逐寒祛湿。

【应用及配伍】

1. 肾阳亏虚之阳痿：补骨脂、巴戟天等。2. 寒疝：吴茱萸、川楝子、巴戟天等。3. 肾阳不足，寒湿凝滞之腰痛：附子、仙茅、仙灵脾、杜仲等。

【用法】煎服，3～10 g，或入丸、散剂。

【注意事项】阴虚火旺者忌用。

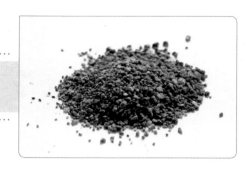

紫石英
zǐ shí yīng

【别名】萤石，氟石。

【药用部位】卤化物类矿石紫石英的矿石。

【主要产地】浙江、辽宁、河北、甘肃等省。

【制法】全年均可采挖，采挖后，挑选紫色者入药。去净外附的砂石和黏土，捣成小块。生用或煅淬后用。

【性味】甘，温。

【归经】归心、肺、肾经。

【功效】温肾助阳，镇心安神，温肺平喘。

【应用及配伍】

1.肾阳亏虚之阳痿，不孕：仙茅、仙灵脾、补骨脂、菟丝子等。2.心神不宁之心悸，失眠：生龙骨、远志、茯神、酸枣仁等。3.肺寒咳喘：桑白皮、款冬花、五味子等。

【用法】煎服，6～12 g，宜打碎先煎。

【注意事项】阴虚火旺而不能摄精之不孕证者及肺热气喘者忌用。

第十八章

收涩药

　　凡具有收敛固涩作用，用以治疗各种滑脱症候的药物，称为收涩药。

　　收涩药味多酸涩，性多温或平，主入肺、脾、肾、大肠经。具有敛汗、止泻、固精、缩小便、止带、止血、止嗽等作用，主要用于治疗滑脱病证，如自汗盗汗、久泻久痢、久咳虚喘、遗精滑精、溲多遗尿、白带日久、失血崩漏等证。

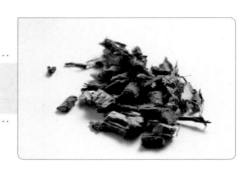

麻黄根
má huáng gēn

【别名】苦椿菜。

【药用部位】麻黄科植物草麻黄或中麻黄的根及根茎。

【主要产地】河北、山西、内蒙古、甘肃、四川等地。

【制法】秋末采挖，除去残茎、须根及泥沙，干燥。

【性味】甘，平。

【归经】归心、肺经。

【功效】固表敛汗。

【应用及配伍】

　　1.表虚自汗：浮小麦、生牡蛎、黄芪等。2.阴虚盗汗：当归、生熟地、黄连、黄芩、黄柏、黄芪等。

【用法】煎服，3~9g。外用，适量，研粉撒扑。

【注意事项】邪气犯表或热迫汗出者忌用。

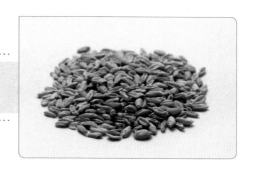

浮小麦
fú xiǎo mài

【别名】瘪小麦，浮水麦，浮麦。

【药用部位】禾本科植物小麦未成熟的果实。

【主要产地】各地均产。

【制法】收获时，扬起其轻浮干瘪者，或以水淘之，浮起者为佳，晒干。生用或炒用。

【性味】甘，凉。

【归经】归心经。

【功效】固表敛汗，益阴除热。

【应用及配伍】

1.表虚自汗：麻黄根、生牡蛎、黄芪等。2.阴虚盗汗：生牡蛎、太子参、麦冬、胡黄连等。3.阴虚骨蒸：生地、玄参、麦冬、知母等。

【用法】煎服，15～30 g。研末服，3～5 g。

【注意事项】表邪汗出者忌用。

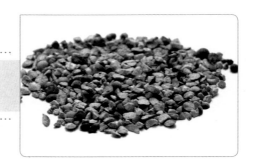

芡 实
qiàn shí

【别名】鸡头米。

【药用部位】睡莲科植物芡的成熟果种仁。

【主要产地】湖南、江西、安徽、山东等地。

【制法】秋末冬初采收成熟果实，除去果皮，取出种仁，再除去硬壳，晒干。捣碎生用或炒用。

【性味】甘、涩，平。

【归经】归脾、肾经。

【功效】补脾止泻，益肾固精止带。

【应用及配伍】

　　1.脾虚泄泻：党参、茯苓、白术、莲子、白扁豆等。2.肾虚不固之遗精：沙苑、蒺藜、莲须、煅龙骨、煅牡蛎等。

　　3.肾虚不固之带下：山药、薏苡仁等。

【用法】煎服，9～15 g。

【注意事项】大便秘结者慎用。

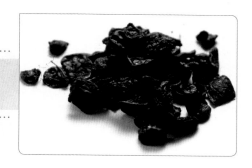

山茱萸
shān zhū yú

【别名】山萸，山萸肉。

【药用部位】山茱萸科植物山茱萸的成熟果实。

【主要产地】浙江、安徽、河南、陕西、山西等地。

【制法】秋末冬初采收。用文火烘焙或置沸水中略烫，及时挤出果核。晒干或烘干用。

【性味】酸、涩，微温。

【归经】归肝、肾经。

【功效】补益肝肾，涩精固脱。

【应用及配伍】

1. 肝肾亏虚：熟地、山药、茯苓、枸杞子等。2. 肾虚不固之遗精：熟地、山药、桑螵蛸、益智仁等。3. 大汗欲脱：人参、五味子、生龙骨、生牡蛎等。

【用法】煎服，6~12 g，急救固脱 20~30 g。

【注意事项】湿热淋证者不宜应用。

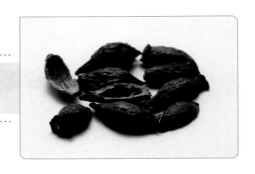

金樱子
jīn yīng zǐ

【别名】糖罐子，刺头，倒挂金钩，黄茶瓶。

【药用部位】蔷薇科植物金樱子的成熟果实。

【主要产地】广东、云南、四川、贵州、湖北等地。

【制法】9～10月果实成熟变红采收，去刺及核，晒干用。

【性味】酸、甘、涩，平。

【归经】归肾、膀胱、大肠经。

【功效】固精缩尿，涩肠止泻。

【应用及配伍】

　　1.肾虚不固之遗精：莲子、芡实等。2.肾虚失摄之小便频数，遗尿：熟地、五味子、山茱萸等。3.泻痢日久：五味子、诃子、乌梅等。

【用法】煎服，6～12 g。

【注意事项】大便秘结者慎用。

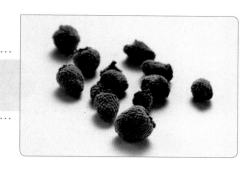

覆盆子
fù pén zǐ

【别名】覆盆，乌藨子。

【药用部位】蔷薇科植物华东覆盆子的未成熟果实。

【主要产地】浙江、福建等地。

【制法】夏初果实含青时采收，沸水略烫，晒干生用。

【性味】甘、酸，温。

【归经】归肾、膀胱经。

【功效】益肾养肝，固精缩尿。

【应用及配伍】

1.肾虚不固之遗精：熟地、山茱萸、山药、菟丝子、桑螵蛸等。2.肾虚失摄之小便频数，遗尿：熟地、山茱萸、茯苓、乌药、益智仁等。

【用法】煎服，6～12 g。

【注意事项】热证者慎用。

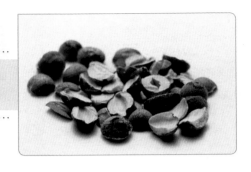

莲 子
lián zǐ

【别名】莲肉，建莲肉，湖莲肉，湘莲肉。

【药用部位】睡莲科植物莲的成熟种子。

【主要产地】湖南、福建、江苏、浙江及南方各地池沼湖溏中。

【制法】秋季采收，晒干。生用。

【性味】甘、涩，平。

【归经】归心、脾、肾经。

【功效】补脾止泻，益肾固精，养心安神。

【应用及配伍】

1. 脾虚泄泻：党参、茯苓、白术、芡实、白扁豆等。2. 肾虚不固之遗精：熟地、山茱萸、五味子、芡实、益智仁等。

3. 心神不宁之心悸，失眠：生龙骨、远志、酸枣仁等。

【用法】煎服，6～15 g。去芯打碎用。

【注意事项】大便秘结者慎用。

椿 皮
chūn pí

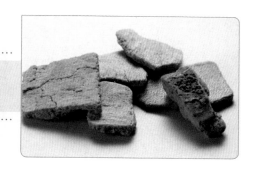

【别名】椿根皮，椿根白皮，椿樗皮，樗白皮。

【药用部位】苦木科植物臭椿（樗）的根皮或树皮。

【主要产地】山东、辽宁、河南、安徽等地。

【制法】全年可采，剥下根皮或干皮，刮去外层粗皮，晒干、切段或切丝。生用或麸炒用。

【性味】苦、涩，寒。

【归经】归肝、胃、大肠经。

【功效】清热燥湿止带，收涩止泻，止血止带。

【应用及配伍】

1. 湿热下注之带下：山药、芡实、黄柏、车前子等。2. 泻痢日久：五倍子、诃子等。3. 崩漏：黄芩、黄柏、白芍、香附等。4. 便血：侧柏叶等。5. 痔疮出血：地榆、槐角等。6. 赤白带下：苦参、黄柏等。

【用法】煎服，6~9 g。外用，适量。

【注意事项】脾胃虚寒者慎用。

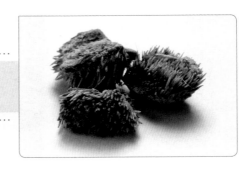

刺猬皮
cì wei pí

【别名】猬皮，仙人衣，刺球子皮，刺鼠皮，刺壳等。

【药用部位】刺猬科动物刺猬或短刺猬的皮。

【主要产地】河北、江苏、山东、河南、陕西等地。

【制法】全年可捕捉。将皮剥下，阴干。切片炒用。

【性味】苦、涩，平。

【归经】归肾、胃、大肠经。

【功效】益肾固精缩尿，收敛止血，化瘀止痛。

【应用及配伍】

1.肾虚不固之遗精，遗尿：熟地、山茱萸、芡实、金樱子等。2.便血：侧柏炭、荷叶炭等。3.痔疮出血：地榆、槐花等。4.气滞血瘀之胃痛：青皮、香附、枳壳等。

【用法】煎服，3～10 g。研末服，1.5～3 g。

【注意事项】孕妇忌用。

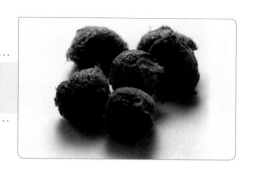

桑螵蛸
sāng piāo xiāo

【别名】螳螂子，桑蛸。

【药用部位】螳螂科昆虫大刀螂、小刀螂或巨斧螳螂的卵鞘。

【主要产地】全国大部分地区均产。

【制法】深秋至次春采收，除去杂质，蒸透，干燥。生用或盐水炒制后用，用时剪碎。

【性味】甘、咸，平。

【归经】归肝、肾经。

【功效】补肾助阳，固精缩尿。

【应用及配伍】

　　1.肾阳亏虚之阳痿：仙茅、仙灵脾、杜仲、菟丝子等。2.肾虚不固之遗精：熟地、山茱萸、覆盆子等。3.肾虚失摄之小便频数，遗尿：熟地、山药、五味子等。

【用法】煎服，5~9 g。

【注意事项】阴虚有热或膀胱湿热之小便频数者忌用。

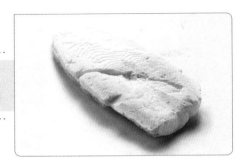

海螵蛸
hǎi piāo xiāo

【别名】乌贼骨，乌贼，墨斗鱼骨。

【药用部位】乌贼科动物无针乌贼或金马贼的内壳。

【主要产地】辽宁、江苏、浙江沿海等地。

【制法】收集其骨状内壳洗净，干燥。生用。

【性味】咸、涩，温。

【归经】归脾、肾经。

【功效】收敛止血，固精止带，制酸止痛；外用敛疮。

【应用及配伍】

1. 气虚崩漏：黄芪、白术、煅龙骨、煅牡蛎、山茱萸、白芍、棕榈炭等。2. 肾虚不固之遗精：熟地、山茱萸、五味子、桑螵蛸等。3. 肾虚不固之带下清稀：苍术、山药、白芍等。4. 胃痛反酸：瓦楞子、白及等。5. 湿疮，疮疡日久不敛：可与煅石膏等共研末外敷患处。

【用法】煎服，5~9 g。研末吞服，每次 1.5~3 g。外用，适量研末外敷患处。

【注意事项】热证者慎用。

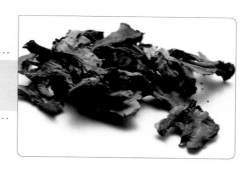

分心木
fēn xīn mù

【别名】胡桃夹，胡桃隔。

【药用部位】胡桃科植物胡桃的木质隔膜。

【主要产地】河北、山西、山东等地。

【制法】秋、冬季采收成熟核果，击开核壳，采取核仁时，收果核内的木质隔膜，晒干。

【性味】苦、涩，平。

【归经】归脾、肾经。

【功效】固肾涩精。

【应用及配伍】

　　1. 肾虚：芡实、枸杞子、补骨脂、牡蛎等。2. 遗尿：五味子、菟丝子、生牡蛎、覆盆子、黄芪等。

【用法】煎服，3~9 g。

【注意事项】脾胃虚寒者慎用。

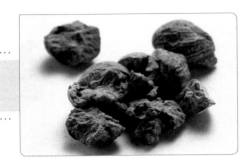

肉豆蔻
ròu dòu kòu

【别名】肉果。

【药用部位】肉豆蔻科植物肉豆蔻的成熟种仁。

【主要产地】主产于马来西亚、印度尼西亚，我国广东、广西、云南亦有栽培。

【制法】冬、春两季果实成熟时采收。除去皮壳后，干燥，煨制去油用。

【性味】辛，温。

【归经】归脾、胃、大肠经。

【功效】温中行气，涩肠止泻。

【应用及配伍】

　　1. 中焦虚寒之腹痛、呕逆：干姜、丁香、枳壳、厚朴等。

　　2. 虚寒泻痢：干姜、五味子、诃子等。

【用法】煎服，3～9 g；入丸、散服，每次 0.5～1 g。内服须煨熟去油用。

【注意事项】湿热泻痢者忌用。

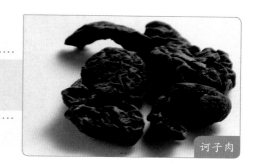

诃　子
hē zǐ

诃子肉

【别名】诃黎勒。

【药用部位】使君子科植物诃子的成熟果实。

【主要产地】云南、广东、广西等地。

【制法】秋、冬二季采取，晒干。生用或煨用。用时打碎。若用果肉，则去核。

【性味】苦、酸、涩，平。

【归经】归肺、大肠经。

【功效】涩肠敛肺，降火利咽。

【应用及配伍】

1. 泻痢日久：生龙骨、乌梅、五味子、白豆蔻等。2. 久咳，失音：桔梗、甘草等。

【用法】煎服，3~9g。敛肺清火宜生用，涩肠止泻宜煨用。

【注意事项】外有表邪、内有湿热积滞者忌用。

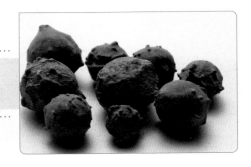

没食子
méi shí zǐ

【别名】没石子，无石子，墨石子。

【药用部位】没食子蜂科昆虫没食子蜂的幼虫，寄生于壳斗科植物
没食子树幼枝上所产生的虫。

【主要产地】分布于地中海沿岸希腊、土耳其等地。

【制法】一般于 8 ~ 9 月采集尚未穿孔的虫，晒干。

【性味】苦，温。

【归经】归肺、脾、肾经。

【功效】固气敛肺，涩精，止血。

【应用及配伍】

1. 咳嗽，咯血。2. 泄泻日久：诃子等。3. 盗汗，遗精。4. 便
血，痔血，创伤：椿皮、益母草、柏叶等。

【用法】煎服，5 ~ 10 g。外用，适量。

【注意事项】泻痢初起，湿热内蕴或有积滞者忌用。

乌　梅
wū méi

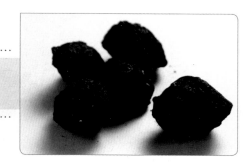

【别名】正乌梅，酸梅。

【药用部位】蔷薇科植物梅的近成熟果实。

【主要产地】浙江、福建、云南等地。

【制法】夏季果实近成熟时采收，低温烘干后闷至皱皮，色变黑时即成。去核生用或炒炭用。

【性味】酸、涩，平。

【归经】归肺、肝、脾、大肠经。

【功效】敛肺止咳，涩肠止泻，生津止渴，安蛔。

【应用及配伍】

    1.肺气亏虚之久咳不愈：罂粟壳、五味子、半夏、紫苏等。

    2.泻痢日久：生龙骨、诃子、赤石脂、木香、白豆蔻等。

    3.津伤口渴：生地、麦冬、葛根等。4.蛔厥：细辛、干姜、黄连、蜀椒、桂枝等。

【用法】煎服，6~12 g。外用，适量。止泻止血宜炒炭用。

【注意事项】外有表邪或内有实热积滞者均不宜服。

五味子
wǔ wèi zǐ

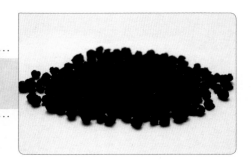

【别名】辽五味子，北五味，南五味。

【药用部位】木兰科植物五味子或华中五味子的成熟果实。

【主要产地】东北、西南及长江流域以南各省。

【制法】秋季果实成熟时采取，晒干。生用或经醋蒸后晒干用。

【性味】酸、甘，温。

【归经】归肺、心、肾经。

【功效】收敛固涩，益气生津，补肾宁心。

【应用及配伍】

1. 肺肾两虚之咳喘：黄芪、熟地、山药、山茱萸、茯苓等。

2. 表虚自汗：麻黄根、生牡蛎、黄芪等。3. 阴虚盗汗：浮小麦、生地、麦冬等。4. 津伤口渴：知母、麦冬、葛根等。

5. 肾气亏虚之小便频数，遗精：桑螵蛸、龙骨、乌药、益智仁等。6. 心神不宁之心悸，失眠：生地、天冬、麦冬、酸枣仁等。

【用法】煎服，1.5 ~ 6 g。

【注意事项】表邪未解、内有实热、咳嗽初起、麻疹初期者均不宜用。

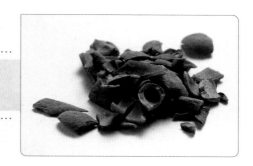

五倍子
wǔ bèi zǐ

【别名】肚倍，角倍。

【药用部位】漆树科植物盐肤木、青麸杨或红麸杨叶上的虫瘿，主要由五倍子蚜寄生而形成。

【主要产地】我国大部分地区均有，以四川为主。

【制法】秋季摘下虫瘿，煮死内中寄生虫，干燥。生用。

【性味】酸、涩，寒。

【归经】归肺、大肠、肾经。

【功效】敛肺止汗，清肺降火，涩肠止泻，收敛止血，收湿敛疮。

【应用及配伍】

1. 肺气亏虚之久咳不愈：罂粟壳、五味子、乌梅等。2. 肺热咳嗽：桑白皮、黄芩、前胡等。3. 表虚自汗：与五味子共研末水调敷肚脐处。4. 泻痢日久：生龙骨、诃子、乌梅等。

5. 痔疮出血：地榆、槐角、槐花、生地、当归、赤芍等。

6. 湿疮肿毒：与枯矾共研末水煎熏洗患处。

【用法】煎服，3～6 g。外用，适量。

【注意事项】湿热泻痢者忌用。

赤石脂
chì shí zhī

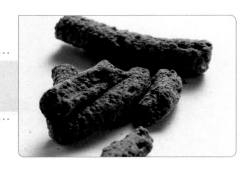

【别名】红高岭，赤石土。

【药用部位】硅酸盐类矿物质多水高岭石，主要成分为含四水硅酸铝 $[Al_4(Si_4O_{10})(OH)_8 \cdot 4H_2O]$

【主要产地】福建、山东、河南等地。

【制法】全年均可采挖。拣去杂石。研末水飞或火煅水飞用。

【性味】甘、酸、涩，温。

【归经】归大肠、胃经。

【功效】涩肠止泻，收敛止血，敛疮生肌。

【应用及配伍】

1. 泻痢日久：禹余粮等。2. 崩漏：海螵蛸等。3. 便血：地榆、槐角等。4. 疮疡久不收口：与乳香、没药等共研末外敷患处。

【用法】煎服，9~12 g。外用，适量。

【注意事项】湿热积滞之泻痢者忌用。孕妇慎用。不宜与肉桂同用。

白石脂
bái shí zhī

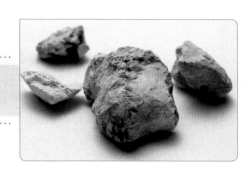

【别名】白陶土，高岭土。

【药用部位】矿物硅酸盐的白陶土。

【主要产地】河南、山西、河北等地。

【性味】甘、酸，平。

【归经】归肺、大肠经。

【功效】涩肠固脱，止血。

【应用及配伍】

　　1. 久泻，久痢。2. 崩漏带下。3. 遗精。

【用法】煎服，15～20 g。外用，研末外撒或调敷患处。

【注意事项】湿热积滞者忌用。

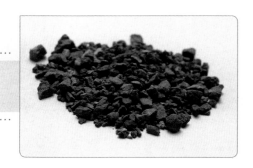

禹余粮
yǔ yú liáng

【别名】禹粮石。

【药用部位】氢氧化物类矿物褐铁矿，主含碱式氧化铁［$FeO \cdot (OH)$］。

【主要产地】浙江、广东等地。

【制法】全年可采。拣去杂石，洗净泥土，干燥。醋煅用。

【性味】甘、涩，微寒。

【归经】归胃、大肠经。

【功效】涩肠止泻，收敛止血。

【应用及配伍】

    1. 泻痢日久：赤石脂等。2. 崩漏：海螵蛸等。3. 便血：地榆等。

【用法】煎服，9～15 g。

【注意事项】孕妇慎用。

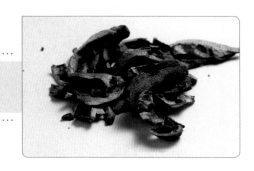

石榴皮
shí liu pí

【别名】石榴壳，酸石榴皮。

【药用部位】石榴科植物石榴的果皮。

【主要产地】我国大部分地区有栽培。

【制法】秋季果实成熟时采果取皮，切小块，晒干。生用或炒炭用。

【性味】酸、涩，温。

【归经】归大肠经。

【功效】涩肠止泻，收敛止血，驱虫。

【应用及配伍】

1. 泻痢日久：黄芪、诃子、赤石脂、肉豆蔻等。2. 崩漏：阿胶、当归、地骨皮等。3. 便血：地榆、槐角、槐花、当归等。4. 虫积：使君子等。

【用法】煎服，3~9 g。

【注意事项】外有表邪、内有湿热积滞者忌用。

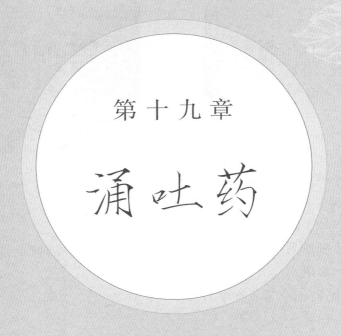

第十九章

涌吐药

　　凡具强烈涌吐功效的药物，称为涌吐药。

　　涌吐药均具苦味，多具寒性，均具升浮性能，可归胃、胆、肝经，均有毒。主要用于治疗误食毒物，尚停胃中，未被充分吸收，或宿食停滞不化，尚未入肠，胃脘胀痛不适，或痰涎壅滞于咽喉，呼吸困难，或痰浊壅滞胸膈，痰迷心窍，癫痫发狂等证。

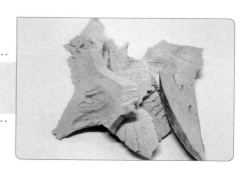

常　山
cháng shān

【别名】鸡骨常山，南常山，白常山。

【药用部位】虎耳草科植物常山的根。

【主要产地】四川、贵州，湖南、湖北等地。

【制法】秋季采收，除去须根，洗净。晒干生用，或酒炙，或醋炙后用。

【性味】苦、辛，寒。有毒。

【归经】归肺、心、肝经。

【功效】涌吐痰涎，截疟。

【应用及配伍】

　　1. 痰饮停聚胸中：甘草等。2. 疟疾：柴胡、半夏、葛根、知母、麦冬、牡蛎等。

【用法】煎服，4.5～9 g。涌吐多生用，截疟多炒用。治疗疟疾宜在寒热发作前半天或 2 小时服用。

【注意事项】用量不宜过大。体虚者及孕妇不宜用。

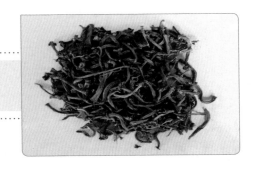

瓜 蒂
guā dì

【别名】苦丁香，甜瓜蒂，香瓜蒂。

【药用部位】葫芦科植物甜瓜的果蒂。

【主要产地】全国各地均产。

【制法】夏季果熟时切取果蒂，阴干。生用或炒黄用。

【性味】苦，寒。有毒。

【归经】归胃经。

【功效】涌吐痰食，祛湿退黄。

【应用及配伍】

　　1.风痰、宿食内停：赤小豆等。2.湿热黄疸：可单用本品
研末吹鼻。

【用法】煎服，2.5～5 g 。入丸、散服，每次 0.3～1 g。外用，适量。

【注意事项】体虚、吐血、咯血、胃弱及上部无实邪者忌用。孕妇
忌用。

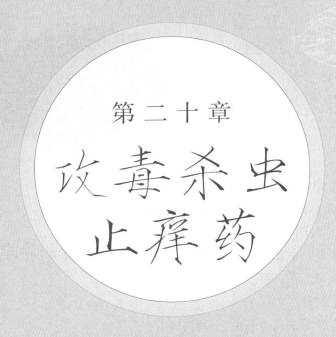

第二十章
攻毒杀虫
止痒药

凡以攻毒疗疮、杀虫止痒为主要作用的药物，称为攻毒药或杀虫止痒药。

攻毒杀虫止痒药多具有不同的毒性，以外用为主，主要用于治疗某些外科、皮科及五官科病证，如疮痈疔毒、疥癣、癌肿等。

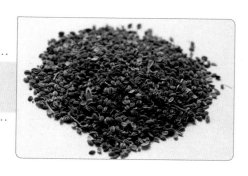

蛇床子
shé chuáng zi

【别名】蛇米，蛇珠，蛇粟，蛇床仁，蛇床实。

【药用部位】伞形科植物蛇床的成熟果实。

【主要产地】河北、山东、浙江、江苏、四川等。

【制法】夏、秋二季果实成熟时采收，除去杂质，晒干。生用。

【性味】辛、苦，温。有小毒。

【归经】归肾经。

【功效】燥湿祛风，杀虫，温肾壮阳。

【应用及配伍】

1. 阴部湿疹瘙痒：与苦参、黄柏等共煎汤外洗。2. 疥癣：与白矾等共煎汤外洗。3. 肾阳亏虚之阳痿，不孕：仙茅、仙灵脾、菟丝子、杜仲等。

【用法】煎服，3～9 g。外用，适量，多煎汤熏洗或研末调敷。

【注意事项】阴虚火旺者或下焦有湿热者不宜内服。

白 矾
bái fán

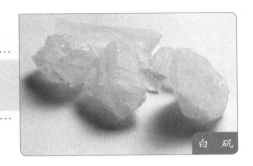

白矾

【别名】石涅，矾石，羽涅，明矾，云母矾，生矾。

【药用部位】硫酸盐类矿物明矾石经加工提炼制成，主含含水硫酸铝钾 $[KAl(SO_4)_2 \cdot 12H_2O]$

【主要产地】安徽、浙江、山西、湖北等地。

【制法】全年均可采挖。将采得的明矾石用水溶解，滤过，滤液加热浓缩，放冷后所得结晶即为白矾。生用或煅用。煅后称枯矾。

【性味】酸、涩，寒。

【归经】归肺、肝、脾、大肠经。

【功效】外用解毒杀虫，燥湿止痒。内服止血，止泻，清热消痰。

【应用及配伍】

　　1.疥癣：制成溶液外洗。2.湿疮：与黄柏、苦参等共煎汤外洗。3.吐衄血，久泻久痢：五倍子、地榆、诃子等。4.风痰所致昏厥，痫疾。

【用法】外用，适量。入丸散，1~3 g。

【注意事项】慎内服。体虚胃弱者及无湿热痰火者忌用。

枯 矾

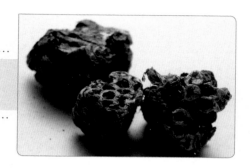

蜂 房
fēng fáng

【别名】露蜂房。

【药用部位】胡蜂科昆虫果马蜂、日本长脚胡蜂或异腹胡蜂的巢。

【主要产地】全国均有，南方较多，均为野生。

【制法】全年可采，但常以秋、冬二季采收。晒干或蒸，除去死蜂死蛹后再晒干。剪块生用或炒用。

【性味】甘，平。

【归经】归胃经。

【功效】攻毒杀虫，祛风止痛。

【应用及配伍】

1.疮痛肿毒初起：生南星、生草乌、白矾、赤小豆，共研细末，淡醋调用。2.癌肿：莪术、全蝎等。3.头上癣疮：研末，调猪脂涂擦。4.风湿痹痛：川乌、草乌等，酒精浸泡外涂。

【用法】内服，3～5 g。外用，适量。

【注意事项】内服宜慎。露蜂房中的挥发油对实验动物有相当毒性，可引起急性肾炎等损害。

大　蒜
dà suàn

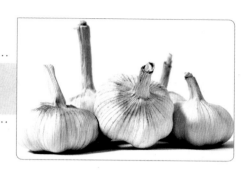

【别名】胡蒜，葫，独蒜，独头蒜。

【药用部位】百合科植物大蒜的鳞茎。

【主要产地】全国各地均有栽培。

【制法】5月叶枯时采挖，晾干。生用。

【性味】辛，温。

【归经】归肺、脾、胃经。

【功效】解毒杀虫，止痢，暖脾胃。

【应用及配伍】

　　1.疮痈肿毒：可单以本品外用。2.蛲虫病：可将本品捣烂，加茶油少许，睡前涂于肛门周围。3.痢疾：白头翁等。4.脾胃虚寒之脘腹冷痛，呕吐泄泻：党参、白术等。

【用法】内服 5～10 g，或生食，或制成糖浆服。外用，适量。

【注意事项】阴虚火旺及有目、舌、喉、口齿诸疾者不宜服用。外敷可引起皮肤发红、灼热甚至起疱，故不可敷之过久。孕妇忌灌肠用。

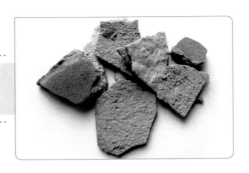

铜 绿
tóng lǜ

【别名】铜青。

【药用部位】铜在空气中受潮后被氧化，表面所生的绿色碱式碳酸铜，或为糠青（即碱式碳酸铜）与熟石膏加水拌和压成扁块的加工品及天然的孔雀石。

【主要产地】全国各地均产。

【制法】将铜绿粉或糠青与熟石膏粉混合，加水适量拌匀，压成扁块，用高粱酒喷之，则表面显出绿色，切成小块，干燥即得。

【性味】酸涩，微寒。有毒。

【归经】归肝、胆经。

【功效】解毒，去腐，杀虫。

【应用及配伍】

1.疗疮肿毒：乳香、没药、胆矾等。2.走马牙疳：滑石、杏仁等共研末。3.蛇毒：单用本品外敷患处。

【用法】外用，适量。

【注意事项】体弱血虚者忌用。不可多服，过量可致剧烈呕吐、腹痛、血痢、痉挛等证，严重的可致虚脱。

木鳖子
mù biē zǐ

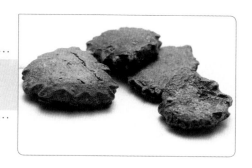

【别名】木蟹，土木鳖，壳木鳖，木鳖瓜。

【药用部位】葫芦科植物木鳖的成熟种子。

【主要产地】湖北、广西、四川等地。

【制法】9～11月采收成熟果实，剖开，晒至半干，取出种子，干燥。用时去壳取仁，捣碎，或制霜用。

【性味】苦、微甘，凉。有毒。

【归经】归肝、脾、胃经。

【功效】攻毒疗疮，消肿散结。

【应用及配伍】

　　1.疮痈肿毒：与草乌、半夏等炒焦研细，水调外敷患处。

　　2.瘰疬：乳香、没药、五灵脂、当归等。

【用法】多入丸、散，0.6～1.2 g。外用，适量。

【注意事项】孕妇及体虚者忌用。

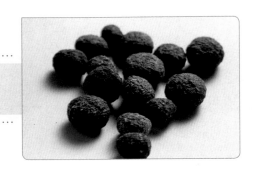

望月砂
wàng yuè shā

【别名】野兔粪，玩月砂。

【药用部位】兔目兔科蒙古兔、东北兔、孙河兔、雪兔的粪便。

【主要产地】湖北、河北、江苏、安徽等地。

【制法】9～11月间，野草被割除后即可见到兔粪，扫取之，拣净杂草、泥沙，晒干。

【性味】辛，寒。

【归经】归肝经。

【功效】明目退翳，解毒杀虫。

【应用及配伍】

1. 小儿痘疹，眼中生翳：蝉蜕、甘草、木通等。2. 痔疾下血疼痛：乳香等。3. 蚀疮：外敷患处。

【用法】内服，5～10 g。外用，适量，烧灰外敷。

【注意事项】孕妇慎用。

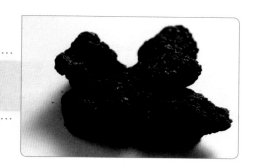

干 漆
gān qī

【别名】漆底，漆脚。

【药用部位】漆树科植物漆树树脂经加工后的干燥品。

【主要产地】陕西、山西、甘肃、山东、浙江、江苏等地。

【制法】取漆桶剩漆，晒干。

【性味】辛，温。有毒。

【归经】归肝、脾经。

【功效】破瘀，消积，杀虫。

【应用及配伍】

　　1.瘀血之癥瘕：鳖甲、水蛭等。2.瘀血经闭，产后瘀血腹痛及跌打损伤诸证：苏木等。3.胞衣不出，恶露不行：当归等，如干漆散。

【用法】内服，2~4.5g，宜炒或煅后用。外用适量，烧烟熏。

【注意事项】孕妇及体虚无瘀者慎用。

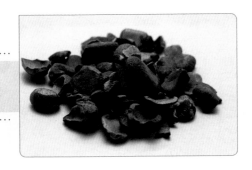

大风子
dà fēng zǐ

【别名】大枫子，麻风子。

【药用部位】大风子科植物大风子的成熟种子。

【主要产地】海南、云南等地。

【制法】夏季采取成熟果实，除去果皮，取其种子，洗净，晒干。

【性味】辛，热，有毒。

【归经】归肝、脾、肾经。

【功效】祛风，攻毒，杀虫。

【应用及配伍】

    1. 疥、癣：土硫黄、枯矾、雄黄等，研末，以灯油调搽患处。2. 麻风：适量。

【用法】外用，适量捣碎外敷或煅灰存性研末调敷。

【注意事项】阴虚血热者忌用。

炉甘石
lú gān shí

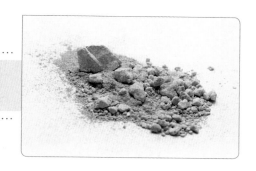

【别名】甘石，卢甘石，芦甘石，羊肝石，浮水甘石，炉眼石，干石。

【药用部位】碳酸盐类矿物质菱锌矿石，主含碳酸锌（$ZnCO_3$）。

【主要产地】广西、湖南、四川、云南等地。

【制法】全年可采挖，采挖后，除去泥土杂石，洗净，晒干。有火煅、醋淬及火煅后用三黄汤（黄连、黄柏、大黄）淬等制法。或水飞用。

【性味】甘，平。

【归经】归肝、胃经。

【功效】解毒明目退翳，收湿止痒敛疮。

【应用及配伍】

　　1. 目赤翳障：黄连、黄柏、冰片等。2. 湿疹：冰片等，制成溶剂外敷患处。

【用法】外用，适量研末撒布或调敷。

【注意事项】一般不内服，宜炮制后用。

索 引

A

B

C